Lorenz Borsche

Zucker

Tödliche Versuchung

Lorenz Borsche

Zucker

Tödliche Versuchung

braumüller

Bibliografische Information der Deutschen Nationalbibliothek
Die Deutsche Nationalbibliothek verzeichnet diese Publikation in der Deutschen Nationalbibliografie – detaillierte bibliografische Daten sind im Internet über http://dnb.d-nb.de abrufbar.

1. Auflage 2018

Servitengasse 5, A-1090 Wien
www.braumueller.at

Druck: FINIDR, s.r.o., Lípová 1965, 737 01 Český Těšín
ISBN 978-3-99100-241-3

Meinen geduldigen Töchtern gewidmet, die ich gefühlt jedes zweite Abendessen damit geplagt habe: „Ach, Papa, bitte nicht schon wieder …“

Inhalt

Zucker macht uns hungrig und dieser Hunger macht uns dick!

Gleich vorweg: Hier geht es ausschließlich um die Erste Welt, also um Ihre und meine, in der man Bücher kaufen und, selbst wenn man von Hartz IV leben muss, TV gucken, Chips essen und dabei dick werden kann. Ich spreche ausdrücklich nicht vom Hunger in der Dritten Welt, also nicht vom Hunger aufgrund von echtem Nahrungsmangel, um den geht es hier ausdrücklich nicht. Es geht hier um den gefühlten Wolfshunger, der uns jeden Morgen aufs Neue zwingt, ein Marmelade- oder Nutellabrötchen zu essen, und der uns – je älter, desto sicherer – auch runder und dicker werden lässt. Diesen gefühlten Hunger meine ich, „gefühlt", weil: der ist gar nicht echt! Aber davon gleich. Also: Sie und ich, Erste Welt, gefühlter Wolfshunger. Alles klar?

Vorgestern war es mal wieder so weit. Ich wachte morgens um vier Uhr auf, mein Magen knurrte und ich hatte einen Riesenhunger, so heftig, dass ich nicht mehr einschlafen konnte. Das war monatelang nicht mehr so gewesen. Was war schiefgelaufen? Wir hatten abends eine Tiefkühl-Fertigmahlzeit mit Shrimps und Fettuccine gegessen, angereichert mit Lachs und etwas Sahne, sonst ist das selbst für uns zu wenig. Das waren zusammen kaum mehr als 900 oder

1000 Kalorien – und das zu zweit! Wir sind beide keine allzu großen Esser, trotzdem ist das recht wenig als einzige warme Mahlzeit am Tag, aber wirklich Hunger haben wir eigentlich nie. Also: Was war anders gelaufen?

Ah ja, der verdammte Pudding! Wir waren einkaufen gewesen, und obwohl wir normalerweise an den ganzen verführerischen Pudding- und Quarkvariationen vorbeilaufen, diesmal mussten wir zugreifen. Stichwort Sonderangebot! Also einmal Vanille und einmal Schokolade, je 150 g, und wir würden uns beide teilen, hatten wir uns gedacht. Gedacht, getan – und morgens dann der knurrende Magen: Wolfshunger! Ich klaubte die leeren Becher aus dem Plastikabfall: 20 g Zucker auf 100 g, also 30 g in jedem Becher. 30 g Zucker? Da müssen Sie mehr als eine halbe Tafel Schokolade essen, um auf 30 g Zucker zu kommen. Kein Wunder, dass ich Hunger gehabt hatte. Das war auch das letzte Mal so gewesen, die Übeltäter waren damals fünf Pralinen, die ich mir abends auf einmal einverleibt hatte. Und was war die Folge? Quälender Hunger direkt in der Früh.

Ich wette mit Ihnen: Sie kriegen das auch hin. Machen Sie den Selbsttest und überzeugen Sie sich, dass alles, was Sie hier lesen, ziemlich plausibel und vermutlich sogar ziemlich „wahr“ ist. Nein, ich werde nicht behaupten, ich hätte die alleinige umfassende und hundertprozentige Wahrheit zu verkaufen. Als gelernter Soziologe halte ich es da mit dem Altmeister Popper, Helmut Schmidts Lieblingsphilosophen. Der nämlich sagt: Alles, selbst unverrückbare „Wahrheiten“ wie dass der Stein auf die Erde fällt, ist in Wirklichkeit nur reine Vermutung. Es handelt sich um Hypothesen, die niemals endgültig bewiesen werden können und demnach prinzipiell auch falsch sein könnten. Wir überprüfen diese Hypothesen ständig und ein einziger Fehlversuch falsifiziert die Theorie oder zeigt zumindest, dass sie unvollständig ist. Aber seitdem Menschen denken können, fallen alle Gegenstände auf den Boden, die schwerer sind als Luft; die Theorie der Gravitation ist also trilliardenfach geprüft und soweit bekannt niemals widerlegt worden. Kein Stein ist je von selbst in den Himmel geflogen. Popper würde sagen: Dann ist diese Theorie vermutlich zu 99,9999999999999999999 Prozent wahr. Irgendwann nach der 12. Stelle reden wir dann von einem Naturgesetz. Und was nicht prinzipiell „falsifizierbar“ ist, also eventuell widerlegt werden könnte, ist, so Popper, trivial – wie etwa der schwarze Rappe oder der weiße Schimmel. Definitionsgemäß kann es nur schwarze Rappen und weiße Schimmel geben, denn Rappe ist der Name für ein schwarzes, Schimmel für ein weißes Pferd, das lässt sich also niemals widerlegen. Deshalb ist es auch keine wissenschaftliche Theorie.

Die Sache mit dem Zucker und dem Hunger lässt sich allerdings ganz einfach widerlegen, indem Sie abends eine Tafel Schokolade essen und morgens ohne Hunger aufwachen. Oder abends auf Süßes verzichten und am nächsten Morgen vom Hunger aus dem Bett getrieben werden. Das könnte eintreffen, wird es aber nicht. Probieren Sie es selbst. Für mich ist es fast so wahr wie ein Naturgesetz, ich habe es immer wieder so erlebt – Zucker macht uns hungrig und dieser Hunger macht uns dick! Warum aber glaube ich das?

Um das zu verdeutlichen, benötige ich etwas allgemeine Physik-, Chemie- und Bio-„Theorie". Aber keine Angst, das versteht jeder. Damit wir leben können, Energie haben, müssen wir ständig irgendetwas „verbrennen" – ganz so wie ein Auto auch. Und selbst im E-Auto findet ein Verbrennungs-, das heißt, ein Oxidationsvorgang statt. In der Batterie wird das Lithium oxidiert und liefert dabei Strom (beim Aufladen der Batterie wird die Oxidation wieder rückgängig gemacht). Und wir Menschen verbrennen, genau wie Benzin- oder Diesel-Autos, Kohlenhydrate. Zwar kein Benzin, aber zum Beispiel Alkohol (damit könnte man auch Auto fahren) und andere, wie etwa Zucker und Stärke. Kohlenhydrate sind Verbindungen, die vor allem aus Kohlenstoff (C) und Wasserstoff (H) bestehen (Hydrat lässt sich vom griechischen Wort *hydor* für Wasser ableiten.). Zusammen mit dem Luftsauerstoff verbrennen sie zu Kohlendioxid (CO_2) und Wasser (H_2O). Dabei wird Energie frei, womit das Auto fährt und von der wir leben.

Kohlenhydrate gibt es reichlich. Alle Arten von Zucker gehören dazu wie Frucht-, Rüben-, Rohr- und Milchzucker, aber auch jede Art von Stärke wie Getreidemehl, Kartoffelstärke, Maisstärke, Reisstärke, Maltose, Maltite, Zuckeralkohole und alles, was wir daraus herstellen oder direkt essen: Brot und Spaghetti, Reis und Reisnudeln, Kartoffeln und Kartoffelchips, Mais und Tortillas. Stärke wird im Darm aufgespalten und dabei in direkt verwertbaren Zucker umgewandelt – manche Arten schneller, manche langsamer und nur ganz wenige spuckt der Körper unverdaut wieder aus. Topinambur, die indianische „Kartoffelknolle", enthält beispielsweise einen großen Anteil an Inulin (ja, das ist korrekt, kein Tippfehler, nicht Insulin), ein für uns unverdaubares Polysaccharid (ein Mehrfachzucker). Wer viel Topinambur isst, kann heftige Blähungen bekommen. Blähungen sind meist ein Hinweis auf etwas Unverdauliches, auf etwas, das dem Darm missfällt. Wie etwa Vollkorn: von wegen *gesund!* Auch Birkenzucker (Erythrit), ein sehr kurzer Zucker (er hat nur zwei Kohlenstoff-Atome, alle anderen haben drei oder mehr), wandert zwar ins Blut, wird aber unverändert über die Niere wieder ausgeschieden, verursacht allerdings kaum bis gar keine Blähungen.

Ein wenig geschieht der Umbau von Stärke in Zucker auch schon durch den Speichel im Mund. Das glauben Sie nicht? Dann machen Sie folgendes Experiment: Nehmen Sie ein kleines Stückchen Brot, am besten altes, und kauen Sie es ganz lang, wirklich lang. Schlucken Sie nicht, sondern kauen Sie, bis es absolut nichts mehr zu kauen gibt. Und wie schmeckt das dann? So süß wie Kinderbrei, so süß wie ein Stückchen Schokolade.[1] Das funktioniert sogar mit Gras, obwohl Gras hauptsächlich aus Zellulose, übrigens auch ein Kohlenhydrat, besteht. Kauen Sie einmal sehr lange auf Gras herum – und wundern Sie sich. Das gemeine Weidegras gehört biologisch ja auch zur Gruppe der „Süßgrasartigen".

Wenn der Zucker im Körper angekommen ist, springt schon beim ersten Empfinden von Süße die Bauchspeicheldrüse in Habachtstellung und fängt an, ein wenig Insulin auszuwerfen. Und noch viel mehr, wenn der Zucker über den Darm ins Blut gerät. Das Insulin spricht dann zu den Fettzellen: „Hallo, aufmachen, es gibt was zu fressen." Und die Fettzellen machen die Tür auf, lassen den Zucker rein und speichern ihn als Fett für schlechte Zeiten.

1 „So süß wie ein Stückchen Schokolade", sagte der alte Knecht Natz zu Jan im wunderbaren Kinderbuch „Jan und das Wildperd" – oder war es der sagenhafte Knipperdolling in der Fortsetzung „Das Wildpferd Balthasar"? Egal, zwei wirklich tolle Bücher in der Nachfolge des Kinderbuch-Bestsellers „Das Eselchen Grisella", das der ein oder andere vielleicht noch kennt.

Warum „verbrennen“ wir den Zucker nicht gleich in den Muskeln oder im Gehirn? Dafür ist er doch da? Stimmt, das tun wir auch, aber so viel Zucker, wie da gerade ankommt, so viel brauchen wir momentan gar nicht, wir laufen ja keinen Marathon. Wenn wir das täten, hätten die Fettzellen auch nichts zu tun – Marathonläufer werden normalerweise nicht dick, auch wenn sie tonnenweise Spaghetti Bolognese essen, da sie den anfallenden Zucker sofort in den Muskeln verbrennen.

Aber das war nicht die Idee von Mutter Natur, die uns diesen wunderbaren Körper geschenkt hat. Damals, vor 15.000 oder 30.000 Jahren, als die Nahrungsbeschaffung noch ganz anders lief, damals gab es relativ wenig Kohlenhydrate, und die Bauchspeicheldrüse war nur selten gefordert, nämlich nur dann, wenn wir mal – im gefährlichen Kampf mit den Bären, die das auch lecker finden – eine Wildbienenhonigwabe ergattern konnten. Dann musste dieses Überangebot von Zucker schnell gebunkert werden – eben für schlechte Zeiten. Und genau das besorgt das Insulin. Nur mal so zum Vergleich: Ein Apfel heute hat 15 Prozent Zucker. Vor gut 150 Jahren, also um 1850, enthielten Äpfel hingegen nur drei Prozent Zucker und vor 10.000 Jahren vielleicht noch weniger, dafür aber mehr Ballaststoffe, worauf unser Darm gut ausgelegt ist. Denn unser Darm funktioniert noch genauso wie vor 10.000 Jahren. Den Blinddarm haben wir immer noch, obwohl wir ihn nicht mehr brauchen, seitdem wir uns nicht mehr vorwiegend von Blättern ernähren. Nur von Grünzeug mit sehr viel unverdaulicher Zellulose zu leben (ohne dabei Wiederkäuer zu sein), das könnten wir heute nicht mehr dauerhaft. Die Fähigkeit dazu haben wir schon vor Hunderttausenden von Jahren begonnen, langsam zu verlieren. Pferde dagegen – wie auch wir keine Wiederkäuer – haben immer noch einen ein Meter langen Blinddarm, unserer ist nach Hunderttausenden oder Millionen Jahren des Nichtgebrauchs nur noch einige wenige Zentimeter lang, aber eben immer noch da. 10.000 Jahre sind für grundlegende Veränderungen viel zu kurz. Der Ötzi, das dürfen Sie gerne glauben, hätte mit unserer heutigen Nahrung genau dieselben Probleme wie wir.

Zucker – und es sei nochmals gesagt, dazu gehört eben auch der Zucker, der aus Kartoffeln, Nudeln, Brot und Reis im Darm erzeugt wird – wird also zu einem kleinen Teil, so viel gerade akut benötigt wird, direkt in den Muskeln und im Gehirn verbrannt, der ganze überschüssige Rest wird in die Fettzellen eingelagert. Fruktose, also Fruchtzucker, sogar direkt in der Leber, wodurch die kleinen oder größeren Fettaugen auf der Leber entstehen, und wenn es heftig wird, die sogenannte Fettleber. Der bekannte Spruch „An apple a day keeps the doctor away", sinnhaft ungefähr: „Ein Apfel pro Tag hält dich gesund

und auch den Doktor vom Leib“, wurde angeblich um 1866 zum ersten Mal schriftlich veröffentlicht. Damals hatten die Äpfel wie gesagt nur drei Prozent Fruchtzucker. Heute gilt das leider nicht mehr, es war von einem Apfel die Rede, nicht von fünf (15 % = 5 x 3 %). Und wenn Sie viel Fruchtsaft trinken, kriegt Ihr Darm kaum bis gar keine Ballaststoffe mehr, aber Ihre Leber Fettaugen. Ein Liter naturtrüber Apfelsaft hat mehr Zucker als ein Liter Cola. Wohl bekomms! Dazu passend ein kleiner Einschub: Häufig werden fünf Portionen Gemüse und Obst pro Tag als gesund benannt. Mein Tipp: Schauen Sie besser genauer hin, und zwar auf den Kohlenhydratgehalt dessen, was Sie essen oder trinken!

Nehmen wir ordentlich Zucker und/oder Stärke zu uns, fährt die Leber ihr Ersatzzuckerprogramm sofort runter. Ersatzzucker? Ja, den gibt es, von irgendetwas müssen Muskeln, Organe und unser Gehirn ja „leben“. Die Muskeln können auch von sogenannten Fettsäuren, Triglyceriden, leben und damit arbeiten, das Gehirn hingegen kann das nicht. Denken Sie zum Beispiel an die Eskimos – nein, *nicht* Inuit, wie man uns in den 1990ern vermeintlich „politically correct“ vorgebetet hat. „Inuit“ heißt in einer der eskimoischen Sprachen einfach nur „Menschen“ (Einzahl: Inuk), und nur einige Stämme der Eskimos in Kanada und Grönland sprechen „Inuktitut“ und sind deshalb „Inuit“. Im Stamm der Yupik heißt das gleiche Wort „Yupik“ und bedeutet auch nur „Mensch“. Die indigenen Stämme des polaren Nordens beidseits der Beringstraße, mit Ausnahme der Aleuten-Bewohner, werden häufig – vor allem in Alaska – unter der Sammelbezeichnung „Eskimos“ subsumiert und nutzen, zumindest *international*, selbst das Wort „Eskimo“; eine Genossenschaft, die den Vertrieb von Schnitzereien und Steindrucken der Inuit organisiert, heißt zum Beispiel „West Baffin Eskimo Cooperative“. Allerdings gibt es seitens der kanadischen Regierung und einiger NGOs Bestrebungen, die Bezeichnung „Inuit“ zu institutionalisieren – die Kalaallit, die Iñupiat und die Yupik werden sich bedanken, wenn sie jetzt alle „Inuit“ sein sollen. Das wäre ungefähr so, als wenn man die Hessen, die Hamburger, die Saarländer und die Bayern jetzt plötzlich alle „Sachsen“ nennen wollte respektive sollte, statt „Deutsche“. Und „Eskimo“ bedeutet auch nicht abwertend „Rohfleischfresser“, wie lange behauptet wurde, sondern vermutlich „Schneeschuhflechter“. Also bitte entweder die alte Sammelbezeichnung oder aber genau die Stämme benennen, die man meint. Ich meine sie alle.

Daher – die Eskimos: Die hatten im Sommer Blaubeeren als Vitamin-C- und Zucker-Lieferanten. Diese Beeren enthielten sicher nicht mehr Zucker als die oben genannten Äpfel, also fast nichts. Im Winter gab's aber nur Robbenfleisch und Fisch, also Eiweiß und Fett – von Kohlenhydraten keine Spur. Und die Eskimos sind ja auch nicht verhungert.

Übrigens auch nicht wegen Vitamin-C-Mangel an Skorbut gestorben: Viele von Ihnen werden die Geschichten von den Seefahrern kennen, die nach monatelanger Fahrt ganz schrecklich unter Skorbut litten, denen die Zähne ausfielen, die schweres Fieber bekamen und was noch alles. Und wie die Einführung von Sauerkraut auf den Schiffen diesen Mangel beseitigt hat. Folgt man allerdings Gary Taubes, einem amerikanischen Physiker und Journalisten, der eines der besten Bücher zum Thema „Kohlenhydrate" verfasst hat („Good calories, bad calories"), dann war der eigentliche Grund die fast ausschließliche Ernährung mit Schiffszwieback, also mit puren Kohlenhydraten. Nur unter dem Einfluss einer kohlenhydratreichen Kost entwickeln wir plötzlich einen „Mangel" an Vitamin C und bekommen Skorbut, sagt Taubes, Vitamin C, das wir *ohne* Kohlenhydrate in dieser Menge so nicht bräuchten. Davon abgesehen findet sich Vitamin C nicht nur in Früchten oder Gemüse, sondern auch in Fisch und Fleisch, vor allem in den Innereien wie etwa der Leber – zusammen mit anderen wichtigen Vitaminen. Und da die Eskimos das Fleisch meist roh gegessen haben, die Vitamine also nicht verkochten, und überdies im Winter so gut wie keine Kohlenhydrate zur Verfügung hatten, litten sie auch nie unter Vitaminmangel. Nur bei der Leber von Eisbären haben sie übrigens eine Ausnahme gemacht: Die enthält so viel Vitamin A, dass sie für den Menschen giftig ist. Die Eskimos wussten das. Ja, nicht jede natürliche Vitaminquelle ist automatisch gesund ...

Zurück zu den Kohlenhydraten: Während 1957 der Diabetes II bei den Eskimos noch mit weniger als einem Fall auf 1000 Menschen praktisch unbekannt war, heißt es in einer Studie von 1988, Diabetes mellitus sei nicht länger eine seltene Erscheinung unter den „Alaska Natives" – die Zahl hatte sich in dreißig Jahren verachtzigfacht. Das Problem hat sich mittlerweile bei Eskimos – wie bei uns auch – massiv verschlimmert. Heute, also seitdem es für diese Menschen flächendeckend Burger & Chips, Schokoriegel und Sozialhilfe gibt, sind viele stark übergewichtig und haben oft bereits als Jugendliche Diabetes II. Lesen Sie es nach, es ist erschreckend.

Und nein, diese Aussage ist *nicht* diskriminierend, die Eskimos können ja nichts dafür, die amerikanischen Food-Giganten, die an dem ganzen Elend auf Kosten des Steuerzahlers auch noch verdienen, aber sehr wohl. Auch die Gutmenschen und Tierschützer, die den „Natives" die Robbenjagd, also ihre natürliche Lebensweise, verbieten, nageln endgültig den Sargdeckel auf den Untergang der Eskimos und ihrer Kultur.

Solche Auswirkungen gab es nicht nur bei den Eskimos. Einige afrikanische Naturvölker kannten bis Mitte des letzten Jahrhunderts weder Herzinfarkte noch Krebs, na ja, so gut wie keinen. Dann kam der Zucker. Heute haben sie dem Westen vergleichbare Herzinfarktraten und eine ähnliche Krebsinzidenz.

Wir müssen uns vorstellen, dass unsere Steinzeit-Vorfahren, also noch lange vor Ackerbau und Viehzucht, im Vergleich zu heute außer der gelegentlichen Honigwabe kaum Kohlenhydrate in der Nahrung hatten, die wenigen Gräsersamen, die wenigen Wurzeln, Nüsse und das Grünzeug, das alles ist nicht so reich an Zucker oder Stärke. Und Kartoffeln gab es in unseren Breiten damals noch nicht, genauso wenig wie Getreide oder Mais.

Aus diesem Grund hatte die Bauchspeicheldrüse damals weitaus weniger zu tun, die Leber hingegen viel. Denn die Leber schafft es, bei weitgehender oder völliger Abwesenheit von Kohlenhydraten, vornehmlich aus Aminosäuren, also Eiweiß, und aus Fett Glukose, also Zucker, herzustellen – pro Tag bis zu 200 g –, von dem unser Gehirn sehr gut leben kann. Diesen Stoffwechselweg nennt man Gluconeogenese.

Wenn man fastet, greift der Körper die eigenen Reserven an, das sind einerseits die Fettzellen und andererseits

seits die Eiweißreserven, sprich unsere Muskeln. Das ist nicht gut. Die Abwesenheit von Fett ist nicht so schlimm, dann speckt man ab, aber die Abwesenheit von Eiweiß schlägt aufs Herz. Der Körper hat aber noch ein Notprogramm eingebaut, die Ketogenese. Dabei werden aus Fett sogenannte Ketonkörper hergestellt, woraus das Gehirn seinen Energiebedarf decken kann. Das ist jedoch nur möglich, wenn noch Fett vorhanden ist, sonst kommen auch die Eiweißreserven an die Reihe. Ein säuerlicher und strenger Atem ist ein Zeichen dafür. Bei Bodybuildern, die sich für die „Definition" der Muskeln vorwiegend von Eiweiß ernähren (Fett im Unterhautgewebe „stört" ja die Modellierung), ist das ein bekannter Effekt. Wirklich gesund kann das kaum sein, denn es handelt sich um ein biologisches Notprogramm. Und auch wenn wir uns dabei nach ein paar Tagen ganz gut fühlen, muss man doch die Frage stellen, ob strenges Fasten auf längere Sicht hin gesehen tatsächlich gesund ist.

Der Nahrungsmangel insgesamt – und nicht wie öfters fälschlich angenommen der Kohlenhydratmangel, sonst müssten die Eskimos ja dauerhaft einen schlechten Mundgeruch gehabt haben – ist der Auslöser für die Ketogenese. Denn solange wir Fett und Eiweiß zuführen (und die unvermeidlichen in fast allen Nahrungsmitteln versteckten paar Prozent Kohlenhydrate), erzeugt die Leber den nötigen Blutzucker. Ob nun Glukose oder im Notfall Ketonkörper die Energie liefern, die Leber regelt, wenn man sie denn lässt, den „Blutzuckerspiegel“ sehr gleichmäßig, egal ob wir gerade was gegessen haben oder nicht. Und genau aus diesem Grund hat man auch keinen Hunger, solange man nur Nahrung mit wenigen Kohlenhydraten, also hauptsächlich Eiweiß und Fett, zu sich nimmt. Keinen Hunger! Appetit ja, Hunger nein.

Sie glauben das nicht? Aber Sie haben sicher schon einmal etwas vom sogenannten „Heilfasten“ gehört? Und sicher auch, dass der Hunger dabei bereits am zweiten Tag aufhört und bis zum Ende nicht wiederkommt? Aber angeblich, so können Sie es vielfach lesen, müssen wir ohne Kohlenhydrate sterben, denn unser Gehirn braucht doch ständig Zucker, unbedingt? Tja, dann müssten die Heilfaster ja alle sterben, sobald die Zuckerspeicher, die Glykogenspeicher leer sind, also nach spätestens ein bis zwei Tagen. Das tun sie aber nicht. Was das Fasten betrifft, sind wochenlange Rekorde verbrieft. Ich habe von einem tibetischen Mönch gelesen, der es sogar ein Jahr lang, in einem wärmenden Schlafsack liegend, nur mit ungesüßtem Tee ausgehalten haben soll. Ist das denkbar? Nun ja, er hatte sich wohl vorher ein gutes Polster zugelegt, etwa 95 Kilo. Nach dem einen Jahr soll er auf 45 Kilo abmagert gewesen sein. Ein Kilo Fett hat circa 7000 Kalorien, das macht also 50 mal 7000 Kalorien, geteilt durch 365 Tage sind das fast

1000 Kalorien am Tag. Nehmen wir an, dass es sich bei dem Tee in Wirklichkeit um tibetischen Chai gehandelt hat, also gebutterten Milchtee, dann kommen vielleicht 1100–1200 Kalorien zusammen. Und im Liegen und wenn man nicht zu jung ist, reicht das vielleicht wirklich.

Allerdings wird er nach seiner Fastenkur kaum mehr Muskeln gehabt haben, denn die bauen schnell ab. Übrigens nicht, weil so viel Eiweiß gebraucht wird, sondern vor allem, wenn sie nicht bewegt werden. Das weiß jeder, der wegen eines Beinbruchs oder Achillessehnenrisses trotz Gehgipses (heute eher ein überdimensionaler Plastikstiefel) das Bein für einige Wochen nicht mehr bewegen konnte. Danach ist die betroffene Wade in einem ärmlichen Zustand, während die andere noch Normalumfang hat. Warum macht der Körper das? Weil unsere Wundermaschine sich ständig selbst optimiert und Muskeln auch im Ruhezustand Energie verbrauchen. Und wenn keine Bewegungssignale kommen, spart der Körper die überflüssige Energie und baut deshalb Muskeln ab. Wenig essen, aber trotzdem genügend Bewegung schützt die Muskeln also vor dem Abbau. Dann geht es vornehmlich an die Fettreserven. Und die sind hartnäckig – je älter man wird, desto hartnäckiger werden sie. Ein dreißigjähriger ausgewachsener, mittelschwerer Mann hat am Tag 1800 Kalorien Grundumsatz, mit sechzig etwa 400 Kalorien weniger, also 1400 Kalorien, oder im Ruhezustand noch weniger. Das liegt unter anderem daran, dass sich im Alter die Muskelmasse verringert. Nur 1400 Kalorien! Jetzt wissen Sie, warum abnehmen so schwer ist, vor allem wenn man älter wird: Denn selbst mit null Kalorien Nahrungszufuhr brauchen Sie je nach Alter vier bis sieben Tage, um ein Kilo Fett zu verbrennen – und damit auch abzunehmen. Alles darüber ist nur Wasserverlust wie bei der Kohlsuppendiät, ein Verlust, der ganz schnell wieder ausgeglichen wird. Wir reden aber nicht von der Nulldiät. Alle Diäten, bei denen Sie um die 1000 Kalorien am Tag zu sich nehmen, können auf keinen Fall mehr als ein Kilo pro Woche Gewichtsabnahme erzeugen, mehr ist aus physikalischen Gründen einfach nicht möglich. Es sei denn, Sie sind Schwerarbeiter oder Hochleistungssportler und verbrennen 4000–7000 Kalorien am Tag. Sind Sie aber wahrscheinlich nicht. Eine Stunde Sport bringt gerade mal 350–550 Kalorien Mehrverbrauch, das ist viel weniger, als ein Teller Spaghetti Bolognese Kalorien hat. Das gilt für die meisten „Normalsportarten", von Gymnastik oder „Walking" mit 330 Kalorien über Badminton oder Radfahren mit 450 Kalorien bis zum Skaten oder der Aqua-Fitness mit circa 550 Kalorien pro Stunde. Und nur mit Hardcore-Sport wie schnellem Joggen, Squash oder Spinning schaffen Sie mehr als 800 Kalorien/Stunde – vielleicht. Das gilt übrigens für ein „Normalgewicht“ zwischen 75 und 84 kg, wer weniger wiegt, verbraucht weniger, wer mehr wiegt, verbraucht mehr, logo, je zehn Kilogramm circa 15 Prozent plus oder minus. Sie wollen zehn Kilo Körperfett verlieren? Dann rechnen Sie mal besser mit 5–10 Monaten. Aber trotzdem: Ja, das kann funktionieren. Vor allem: ohne zu hungern.

Solange Sie sich nur von Ballaststoffen, Eiweiß und Fett ernähren und praktisch keine Kohlenhydrate (Zucker, stärkehaltiges Gemüse) extra zuführen, werden Sie keinen Hunger verspüren – ganz so wie unsere Vorfahren, die Sammler und Jäger vor 10–15.000 Jahren. Jetzt stellen Sie sich doch mal vor: Da sind die Jäger zwei oder drei Tage unterwegs, immer dem Wollhaarmammut hinterher, und haben gerade mal etwas Trockenfleisch zum Kauen dabei. Und jetzt will der vorderste den endgültigen Speerwurf wagen – und sein Arm zittert ganz grässlich, er hat nämlich gerade einen akuten Heißhungeranfall und keinen Schoko- oder Müsliriegel dabei! Das wäre evolutionär ziemlich furchtbar, oder? Dieser Hunger, der uns zwingt, jetzt sofort etwas Süßes zu essen, wird vom „Unterzucker“ ausgelöst, so nennt man einen viel zu niedrigen Blutzuckerspiegel. Evolutionär ein absolutes Notsignal für wochenlange Unterernährung, wenn auch die Leber keine Chance mehr hat, ordentlich für Treibstoff zu sorgen. Das aber kommt bei uns Normalernährten nur vor, wenn wir der Leber ständig in die Suppe spucken, statt sie wie gewohnt ihre Arbeit tun zu lassen.

Die Leber ist unser größtes inneres Organ – vergessen Sie die Lunge, die hat zwar viel Fläche, enthält aber hauptsächlich Luft. Die Bauchspeicheldrüse ist eher klein, sie bringt zwischen 80–120 g auf die Waage. Die Leber hat im Vergleich dazu 1200–1600 g, wiegt also das 12- bis 15-Fache. Die Bauchspeicheldrüse wurde auch nicht wirklich viel gebraucht, ganz im Gegensatz zur Leber, die für die Herstellung von körpereigenem Treibstoff aus Eiweiß und Fett zuständig ist und als Glykogenspeicher dient, wenn Fruktose aufgenommen wird. Die Leber ist unsere Energiezentrale, kein Wunder, dass sie groß sein muss.

Nun aber wir und heute: Da herrscht doch ständig Unterzuckeralarm. Das geht morgens los, denn, gespeist von der Tüte Chips vorm Fernseher am Abend vorher, hat die Leber ihre Zuckererzeugung erst mal für einige Stunden eingestellt, und deshalb muss da jetzt sofort ein Nutellabrötchen her. Das hält dann maximal zwei, drei Stunden, denn die Anflutung von sehr schnellem Zucker ist so hoch, dass die Bauchspeicheldrüse viel zu viel Insulin ausspuckt. Weil das viel zu viele Insulin den ganzen Blutzucker in die Fettzellen verfrachtet, geraten wir in einen „Unterzucker". Also schnell einen Schokoriegel oder einen Keks essen und einen gezuckerten Milchkaffee dazu trinken – und schon wieder gibt's Zuckervollalarm. Und wieder schüttet die Bauchspeicheldrüse heftigst Insulin aus und wieder geraten wir in den Unterzucker und kriegen Hunger, also ab zum Mittagessen. Nudeln, Pommes? Her damit. Und so geht es weiter, den lieben langen Tag, und nach dem Abendessen dann wieder die Chipstüte und das Bierchen dazu. Herrje, schon wieder Zucker, denn die Kartoffelstärke wird sofort in Zucker umgebaut und bremst die Leber aus. Und das Fett von den Chips wandert dank des Insulins sofort als Hüftgold in unseren Notfallspeicher – obwohl wir doch gar keine Not nicht kennen. So ist es kein Wunder, dass wir morgens schon mit Hunger aufwachen. Wie gesagt: ein Teufelskreis, denn der Unterzucker schreit nach Zucker! Weil damit der gefühlte „Hunger" am schnellsten wieder weggeht, das wissen wir, das riechen wir, so sind wir leider gepolt. Und irgendwann ist die Bauchspeicheldrüse müde von dem ständigen Notalarm, die Fettzellen wollen auch nicht mehr, sind sie ja schon fast am Platzen, wir sind zwanzig Kilo schwerer als vor zwanzig Jahren und der Doktor diagnostiziert: Diabetes II (Altersdiabetes).

Der fatale Teufelskreis

Das ganze Zucker-Hunger-Lust-auf-Zucker-Spielchen ist ein verdammter Teufelskreis, an dem bei uns viel mehr Menschen sterben als an Heroinsucht, Malaria oder Terrorismus. Für einige Wissenschaftler gilt Zucker als die am schnellsten, nämlich sofort, süchtig machende Droge. Und sie kostet mehr Menschenleben als alle anderen Drogen und bösartigen Krankheiten zusammen.

John Updike hat die Sucht nach Zucker, das Einfach-nicht-anders-Können, als zur nächsten Süßigkeit zu greifen, in seinem Roman „Rabbit in Ruhe" (1992 bei Rowohlt erschienen, Originaltitel: „Rabbit at Rest", 1990, Knopf) auf den Punkt gebracht:

Ein knallbunter achteckiger Kiosk, in dem man Zeitungen und Magazine kaufen kann, Süßigkeiten und korallengeschmückte Andenken [...], unterbricht die strenge Gräue im Flughafengebäude. [Er kann] nicht widerstehen, er muß einfach in den kleinen Laden gehen und sich etwas zum Knabbern kaufen, einen knusprigen Erdnußriegel für fünfundvierzig Cent. Planter's Original Peanut Bar steht auf dem Einwickelpapier. Er ist irgendwo unterwegs in zwei Teile zerbrochen, und Harry denkt, er sollte die eine Hälfte vielleicht aufheben und sie seinen beiden Enkelkindern anbieten, wenn sie alle zusammen im Auto sitzen und nach Hause fahren.

Er könnte einen kleinen Treffer damit landen. Aber die erste Hälfte schmeckt so gut, daß er auch noch die zweite ißt und sich die süßen Krümel aus dem Einwickelpapier in die Hand schüttet und sie mit der Zunge alle aufleckt wie ein Ameisenbär. [...] Als das Zuckerzeug in seinen Magen absinkt, kommt das Untergangsgefühl wieder und umkrallt sein Herz: kleine Zinken wie die, die einen Brillanten festhalten.

Absolut zuckerfrei zu leben, ist heute fast unmöglich, denn praktisch alles, was wächst, ob unter oder über der Erde, enthält Stärke oder Zucker, die Frage ist nur, in welcher Menge wir Stärke oder Zucker zu uns nehmen. Selbst Kopfsalat, der ja vermeintlich nur aus Wasser und Chlorophyll besteht, enthält Kohlenhydrate, wenn auch sehr wenige. Neben allem, was mit Zucker, Honig, Maltose, Maltit, „High-fructose corn syrup“ oder Ähnlichem gesüßt wird, treiben uns stärkehaltige Pflanzen wie beispielsweise weiße Bohnen, Mais, Erbsen, Getreide, Kartoffeln oder Reis in den fatalen Zucker-Unterzucker-Hungerkreislauf.

Die Zuckerzufuhr löst im Gehirn die Ausschüttung von Belohnungshormonen aus, was uns letztlich zum Verhängnis wird – auch wenn es evolutionär einmal sinnvoll war, Sie wissen schon: Bienenwabe, Insulin und Speicherung als Fett für schlechte Zeiten. Zudem wird das Verlangen nach Zucker frühzeitig angelegt: Nicht umsonst enthält Muttermilch neben Eiweiß und Fett einen hohen Anteil an Zucker. Das Baby kann von nichts anderem leben und gedeihen. Wir sind also schon von Geburt an auf Zucker gepolt. Solange es aber keine zucker- beziehungsweise stärkereichen Nahrungsquellen gab, war das kein Problem. Der Kohlenhydratanteil in paläolithischer Nahrung lag vielleicht bei fünf bis zehn Prozent, dafür war der Anteil an Eiweiß, Fett und besonders an Ballaststoffen sehr hoch. Es mag sein, dass die Menschen damals nicht so gesund waren wie heute, aber mit Sicherheit waren sie schlank und hatten keinen Altersdiabetes. Wann kam denn der in die Welt?

Nun, der kam mit dem Ackerbau, das war die vielleicht größte Revolution in der Menschheitsgeschichte. Irgendwann entdeckte der Mensch, dass man Grassamen (Getreidesamen) nicht nur kauen, sondern auch aussäen kann. Wie es zu dieser Entdeckung kam? Man weiß das nicht so genau, aber wann, das weiß man hingegen ziemlich genau: in der Jungsteinzeit, vor etwa 12.000 Jahren im „fruchtbaren Halbmond", der sich über Teile des heutigen Israel, Jordanien, Syrien und des Irak am nördlichen Rand der Syrischen Wüste entlangzog, einem sogenannten Winterregengebiet. Man hat Hinweise gefunden, dass systematisches Aussäen von Wildgetreide bereits vor circa 23.000 Jahren am See Genezareth versucht, dann aber offenbar wieder aufgegeben wurde. Wie gesagt, vor circa

12.000 Jahren ging es richtig los. Und das hatte viele Konsequenzen, denn der Ackerbauer unterscheidet sich in vielerlei Hinsicht vom Jäger beziehungsweise vom Hirten (gegenüber der Jagd die eindeutig bequemere Form der Beschaffung fleischlicher Nahrung), was zu erheblichen Konflikten geführt hat. Während der Jäger freie Bahn, aber auch der Hirte freie Natur zum Weiden seiner Herden braucht, will der Ackerbauer Mauern und Zäune, um die Tiere am Abfressen seiner Pflanzungen zu hindern. Ein epischer Krieg der „Nehmer" (Bauern) gegen die „Lasser" (Jäger und Hirten) entbrannte, von Kain gegen Abel bis hin zu den Farmer-gegen-Cowboy-Auseinandersetzungen im Wilden Westen Amerikas.[2]

Welche Auswirkungen hatte nun der neue Ackerbau? Jäger und Hirten waren Nomaden, zogen den zu bejagenden Herden nach oder mit den eigenen Herden umher. Die Bauern aber mussten sesshaft sein. Siedlungen entstanden, Land wurde eingezäunt

---

2 Hierzu eine Buchempfehlung: „Ismael" von Daniel Quinn. Unglaublich spannend; das einzige Buch, das jemals mit einem Preis von 500.000 Dollar prämiert wurde, ist leider nur noch antiquarisch zu haben, letzte Taschenbuch-Auflage offenbar 2009. Inhalt: Ein weiser Orang-Utan sucht einen Schüler und diskutiert mit ihm den Werdegang der Menschheit, die Aufspaltung in die potenziell bösen Nehmer (damals Kain, der Bauer, heute: Bankster und Spekulanten) und die eher friedlichen Lasser (damals Abel, der Hirte, heute: Sie und ich, die wir versuchen, ein anständiges Leben zu führen). Einfach nur packend, Sie werden die Welt mit anderen Augen sehen, wenn Sie es gelesen haben.

und Vorräte angelegt. Tiere kann man ganzjährig jagen und essen, Getreide hingegen nur, wenn man es bevorratet. Mit den Vorräten waren dann auch die Gefahren von Hungersnöten stark abgemildert.

Die nomadischen Jäger hier in Europa konnten sich nie mehr als ein bis zwei Kleinkinder pro Gruppe „leisten", die Gruppen von vielleicht zehn bis fünfzehn Personen zogen den Großtierherden hinterher und legten damit oft zehn bis zwanzig Kilometer am Tag zurück. Die Kleinkinder, genau wie der Hausrat, also Felle und Waffen etc., mussten dabei getragen oder auf primitiven Schlitten gezogen werden. Erst ab dem Alter von vielleicht vier Jahren waren die Kinder so weit, dass sie solche Tagesstrecken mit etwas Unterstützung teilweise selbst schaffen konnten. Da bedurfte es also einer halbwegs guten Geburtenkontrolle, damit die Gruppe nicht ständig mehr als ein bis zwei Kleinkinder zu tragen und zu versorgen hatte. Damit waren dem Bevölkerungswachstum enge Grenzen gesetzt: Zwei Kinder in vier Jahren ergeben gerade mal zwanzig neue Menschen in vierzig Jahren. Demnach dürfte, rechnet man noch Jagdunfälle und Krankheit dazu, die Gruppe nur sehr langsam gewachsen sein. Das war auch gut so, denn wenn zu viele Menschen Wildtiere jagen, dann bleibt für den Einzelnen nur wenig übrig und der Wildbestand nimmt ab bis hin zum Aussterben einer Art. Was der Mensch übrigens öfters geschafft hat, der Moa in Neuseeland ist dafür nur *ein* prominentes Beispiel aus der jüngeren Geschichte.

Wie aber hat diese Geburtenkontrolle funktioniert? Abwegig zu denken, die Gruppe hätte sich überflüssige Schwangerschaften, die mit Abbruch oder Kindstötung enden, leisten können; unsinnig zu denken, die Evolution hätte eine solche „Verschwendung" betrieben – das Leben für die Steinzeitjäger war schwer genug. Mutter Natur musste sich also was einfallen lassen.

In der Fortpflanzungsmedizin ist der Empfängnisschutz durch das Stillen, die Laktationsamenorrhö, bekannt. Angeblich soll die junge Mutter nicht erneut schwanger werden können, solange sie ihr Baby stillt. Häufig wird das als Vorurteil oder gar als Mythos abgetan, aber so einfach ist das nicht. Alleine die Tatsache, dass es diesen „Mythos" im Volksmund gibt, sollte nachdenklich machen. Tatsächlich funktioniert das so nur noch bei weniger als zwanzig bis dreißig Prozent der Frauen, über zwei Drittel tun also gut daran, nach der Geburt anderweitig zu verhüten, falls keine neue Schwangerschaft gewünscht ist. Angeblich funktioniert es nur, wenn das Kind alle Mahlzeiten durch Stillen erhält, die Mutter also auch nachts voll stillt. Und überhaupt soll das maximal nur sechs Monate lang funktionieren. Aber jeder von uns kennt doch Fälle, bei denen zwei Geschwisterkinder kaum ein Jahr auseinander sind, obwohl die Mutter versichert, volle sechs Monate gestillt zu haben. Sie muss dann ja schon nach drei Monaten, also in der aktiven Stillzeit, schwanger geworden sein.

Wie gesagt: Dieser Empfängnisschutz funktioniert mittlerweile nur noch bei wenigen Frauen. Das war früher wohl anders. Wenn es diesen Mechanismus gab, muss die Evolution ja einen Sinn darin gesehen haben. Der Sinn erschließt sich sofort, wenn man die Jägernomadengruppen im Blick hat: Die Kleinkinder wurden wahrscheinlich drei bis vier Jahre lang gestillt, es ist die praktischste Art der Ernährung von Kindern unterwegs, immer keimfrei, immer warm, immer nahrhaft, immer verfügbar. Und die Mutter konnte erst wieder schwanger werden, wenn sie abgestillt hatte, das andere Kleinkind also schon laufen und Fleisch kauen konnte. Was im Übrigen auch dafür sorgte, dass die Mutter immer nur ein Kind stillen musste. Womit auch klar ist, dass der direkte Zusammenhang zwischen Geschlechtsverkehr und Zeugung verborgen blieb. Denn obwohl Männer und Frauen in dieser Phase sicher weder abstinent noch zölibatär lebten, passierte während der langen Stillzeit nichts.

Bei den *!Kung* (auch bekannt als *San*), die als Nomaden in der Kalahari Wüste ein karges Leben führten, war das bis in die 1960er-Jahre noch so.[3] Und jetzt kommt's: Eine gewisse Mutation, die es schon vor 12.000 Jahren gab, allerdings damals nur bei einer sehr kleinen Minderheit von Frauen, führt dazu, dass bei ständiger Zufuhr von Kohlenhydraten genau dieser Schutzmechanismus außer Kraft gesetzt wird. Die Frau des Bauern mit dieser Mutation konnte also ein Jahr nach dem anderen schwanger werden und dem Bauern eine riesige Nachkommenschaft bescheren. Und der Bauer konnte dank der Getreidevorräte und Haustiere die vielen Kinder auch ernähren. Denn selbst Einjährige können schon mit Getreidebrei und Ziegenmilch gefüttert werden, ein Stillproblem gab es also nicht. Bauersfrauen mit dieser Mutation haben sich also viel stärker vermehren können als alle anderen – und sie haben ihre Gene weitergegeben. Da ist es kein Wunder, dass dieser alte Empfängnisschutz heute nicht mehr funktioniert, denn die Frauen mit Schutz und ohne diese Mutation hatten naturgemäß weniger Kinder und ihre Nachkommen sind deshalb heute deutlich in der Minderheit. Ohne diese Genmutation und bei etwa dreijähriger Stillzeit mit Empfängnisschutz wären wir heute nur

3 „Die Mütter tragen ab der Geburt ihre Kinder in einem Beutel – ähnlich wie die Kängurus – vor sich her und lassen ihre Kinder so oft saugen und trinken, wie es ihnen gefällt; man konnte bis zu 48-mal in 24 Stunden beobachten. Der Erfolg: ohne jede Verhütung mit regelmäßigen sexuellen Kontakten ein natürlicher Geburtenabstand von circa vier Jahren.“ (http://zeitung.hebammen.at/alteSeite/2006/01_06.htm)

einige Millionen, nicht Milliarden. Das könnte die explosionsartige Ausbreitung und Vermehrung der Menschheit gut erklären. 10.000 Jahre entsprechen circa 350–400 Generationen – und die Exponentialrechnung ist gnadenlos, das wissen wir vom Zins und Zinseszins.

Zur Verdeutlichung: Nehmen wir an, es lägen 370 Generationen zwischen damals und heute. Wenn sich die Menschen in jeder Generation nur um ein Prozent vermehrt hätten, aus hundert Menschen also hundert-und-eins Menschen geworden wären, dann wären aus einem einzigen Menschen von damals heute vierzig Menschen geworden. Aus den damals angeblich lebenden fünf Millionen Menschen wären heute knapp 200 Millionen geworden, das heißt, auf der *ganzen* Welt mit Asien, Australien, Nord- und Südamerika und Europa würden dann weniger Menschen leben, als alleine Pakistan heute Einwohner hat.

War es nur ein einziger Mensch mehr, also 102 statt 101, dann wurden aus einem Menschen nach 370 Generationen schon 1520 Menschen und aus den fünf Millionen wären genau die 7,6 Milliarden Menschen geworden, die heute leben. Der Unterschied, den der versagende Stillschutz gehabt haben soll, brauchte also nur winzig klein zu sein, nur ein Kind mehr auf hundert Kinder einer Generation, und hätte doch heute diese milliardenfache Auswirkung.

Allerdings hätten sich auch Technik, Wissenschaft, Kunst und Kultur niemals so entwickeln können, wie das aufgrund der Ressourcen möglich wurde, die die vielen Milliarden Menschen in den vergangenen Jahrhunderten – alleine zwischen 1750 und heute haben über zwanzig Milliarden Menschen gelebt – in Form von Abgaben und Steuern dafür aufbringen mussten. Aus diesem Grund ist für mich die Erfindung des Ackerbaus die größte Revolution der Menschheitsgeschichte; ohne sie wären wir vermutlich alle noch „Ötzis" und es hätte wohl weder Mozart noch Einstein gegeben.

Diabolisches Syndrom?

Der Heißhunger, der unsere Muskeln zittern lässt, der uns schwummrig macht bis zur Übelkeit und der sofort mit Zucker bekämpft werden will, ist genauso eine direkte Folge von überhöhter Zuckerzufuhr wie die Entzugserscheinungen beim kalten Alkohol- und Drogenentzug. Er vergeht zwar letzten Endes von selbst, nämlich dann, wenn die Leber ihre Arbeit wieder aufnimmt, aber so lange warten wir ja nicht, sondern führen uns schnell wieder Zucker oder Stärke zu, dabei wäre ein hart gekochtes Ei mit Butter weitaus sinnvoller. Langfristig führt dieser Teufelskreis beim Großteil aller Menschen zum „metabolischen Syndrom", also zu Fettleibigkeit, Bluthochdruck, Störung des Fettstoffwechsels und Diabetes II. Beim ersten Runterschreiben hatte ich „diabolisches Syndrom" geschrieben, und genau das ist es: ein teuflisches Syndrom, ein Teufelskreis, der von der Nahrungsmittelindustrie, der Wissenschaft und den Ärzten hübsch in Gang gehalten wird, denn sie alle verdienen daran.

Das diabolische Syndrom gibt es nur, wenn eine Nahrungszufuhr jenseits des Grundumsatzes sichergestellt ist – und das ist heute bei uns in der Ersten Welt der Fall. Solange Kohlenhydrate den Löwenanteil der Kalorien beisteuern, werden Sie immer in die Falle geraten, aufgrund des dadurch ausgelösten Unterzuckers viel zu schnell wieder hungrig zu sein, während die eigentlich ausreichende Kalorienzufuhr zu Teilen in Fettzellen gespeichert wird, statt im laufenden Betrieb verbrannt zu werden. Auf diese Reserven wird von der Leber nur dann zugegriffen, wenn anderweitig kein Zucker im Blut zu finden ist. Sie haben aber aufgrund akuten Hungergefühls gerade nachgelegt, also wird auch kein Fett verbrannt, sondern, ganz im Gegenteil, mit der nächsten Mahlzeit oder dem Schokoriegel zwischendurch weiter gebunkert. Böse Falle!

Sie glauben das nicht? Dann will ich Ihnen dazu etwas erzählen, was ich auch beweisen kann. Aber vorweg: Ich bin kein Fan von Verschwörungstheorien. Ich glaube nur daran, dass der Mensch im kurzfristigen Eigeninteresse auch Dinge tut, die seinem Nachbarn langfristig schaden, ja vielleicht sogar ihm selbst.

Kleines absurdes Beispiel für eine solche gelebte Bigotterie: Das Elektroauto ist ja mittlerweile absolut en vogue, auch wenn seine Umweltfreundlichkeit wohl nur lokal gilt. Die Norweger werden uns diesbezüglich immer als leuchtende Vorbilder geschildert, dort hatten E-Autos letztes Jahr bereits einen Marktanteil von 29 Prozent bei den Neuzulassungen. Nicht wie bei uns weniger als ein Prozent! Und hey, die fahren mit Wasserstrom statt wie wir mit Kohlestrom, die Norweger sind also wirklich super, super umweltfreundlich. Sind sie das wirklich?

Nun, die fünf Millionen Einwohner mit ihren 2,5 Millionen Autos müssten zwar noch eine ganze Weile nur E-Autos kaufen, bis die alten Verbrenner alle ausgemustert sind, aber lassen wir das mal dahingestellt. Gehen wir davon aus, sie führen schon heute alle elektrisch und sparten deshalb je Auto 1000 Liter Sprit pro Jahr, das wären 2,5 Millionen Tonnen. So weit, so gut, aber das kleine Norwegen ist gleichzeitig der 13.-größte Erdölexporteur, exportiert über 100 Millionen Tonnen Öl pro Jahr, derzeit drei Prozent der Weltförderung. Jeder E-Auto fahrende Norweger exportiert also vierzig mal so viel Öl in die Welt, wie er mit seinem E-Auto einsparen kann. Und die ehemals eher armen Norweger haben heute eines der höchsten Durchschnittseinkommen, Norwegen gilt als eines der reichsten Länder der Welt. Und ist natürlich total grün, erzeugt 95 Prozent seines Stroms mit Wasserkraft etc. pp. Das dreckige Öl dürfen die anderen verbrennen – und die Norweger leben prächtig davon. Was machen die mit dem Geld? Bauen sie weltweit Windkraftwerke, um mit den dreckigen Ölerlösen der Welt eine saubere Alternative zu schenken? Nein, sie stecken alles, was übrig bleibt, in einen staatlichen Fonds, der mittlerweile fast 900 Milliarden Euro schwer ist, um später, wenn das Öl mal alle ist, die Renten und Pensionen zahlen zu können. Und dieser Fonds investiert in Aktien, Staatsanleihen und Immobilien. Ja, er befolgt dabei Ethikrichtlinien, investiert also nicht in Tabak- oder

Waffenkonzerne, und auch Bergbaukonzerne, die sich nicht ausreichend umweltverträglich verhalten, fliegen raus. Ich lach' mich tot. Verkaufen dreckiges Öl, halten sich aber für ganz grün und voll ethisch! Mehr Bigotterie geht eigentlich nicht.

Ist das nun eine „Verschwörung"? Nein, natürlich nicht, blanker Egoismus bei allen Beteiligten. Und wenn Sie *den* bei unterschiedlichen Berufsgruppen finden, die alle mit *einem* Thema zu tun haben, dann wird aus dem Egoismus der vielen leicht etwas, was nach Verschwörung aussieht, aber keine ist. Nehmen Sie den Zuckerrübenbauern, den Schokoriegelhersteller und den Diabetologen, noch dazu das Krankenhaus und den Hersteller von künstlichem Insulin. Der Rübenbauer will seine Rüben verkaufen, ist doch klar. Kann er was dafür, wenn ich Nutella aufs Brot schmiere? Nein. Will er das? Nun ja, solange er seinen Zucker zu einem vernünftigen Preis loswird, fragt er sich das genauso wenig, wie sich der gemeine Norweger fragt, was denn mit dem Öl passiert, das seinen Wohlstand erzeugt. Der Schokoriegelhersteller will seine Leute bezahlen und deshalb möglichst viel Schokolade verkaufen. Dass ich von seinen Riegeln Diabetes kriege, will er das? Nein. Denkt er drüber nach? Genauso wenig wie der Norweger über das viele CO_2, das mit seinem Öl erzeugt wird. Mein Hausarzt diagnostiziert Diabetes II und schickt mich zum Facharzt, dem Diabetologen, der mir als Soforthilfe erst mal Tabletten verschreibt – und wenn die nicht mehr helfen: Insulin. Das verschlimmert das Problem zwar, er kann aber fröhlich immer neue Rezepte schreiben, mich untersuchen etc. pp. Okay, okay, die meisten Ärzte, behaupte ich, die anständigen auf jeden Fall, werden mich ins Gebet nehmen und sagen: Verdammt, treiben Sie Sport, nehmen Sie ab, essen Sie weniger Zucker, sonst hilft das alles nichts. Aber solange die Krankenkasse das Insulin bezahlt, hindert mich niemand daran, weiterhin Nutella aufs Brot zu schmieren. Und natürlich meint der Insulinhersteller, er täte ein gutes Werk, das sähe man doch schon daran, dass der Bedarf (und damit auch seine Produktion und sein Verdienst) jedes Jahr steige.

Und der Zornbürger von heute schreit, wenn er diese Zusammenhänge durchschaut, sofort: „Lügenpresse! Verschwörung!“ Letztere ist aber, wie wir sehen, nur ein Gleichklang von Interessen, jeder in der Kette verdient am diabolischen Syndrom und keiner hat ein Interesse daran, es zu bekämpfen. Übrigens auch der Zornbürger nicht. Dabei wäre es so einfach. Aber was glauben Sie wohl, wie viel Protest es zum Beispiel gäbe, wenn alle Diabetes-II-Kranken, darunter eben auch viele Zornbürger, ihr Insulin selbst bezahlen müssten? Wäre es wirklich so einfach? Lassen Sie mich eine kleine Geschichte erzählen. Aber vorweg noch eines: Ich rede ausdrücklich nicht von Diabetes I, also dem Fall, wo die Bauchspeicheldrüse vom eigenen Körper aufgefressen wird und kein Insulin mehr herstellen kann, also nicht von Menschen, die ohne Insulingabe möglicherweise verhungern würden oder schwere Krankheitssymptome hätten. Das sind nur wenige Prozent, zehn- bis zwanzigmal weniger als Diabetes-II-Insuliniker, und wir zahlen gerne solidarisch unseren Krankenkassenbeitrag für die Ersteren, die nichts dafür können. Und im Namen dieser Menschen sei der Insulinforschung ausdrücklich gedankt! Und auch auf die wenigen Prozent „schlanke" Diabetes-II-Kranken komme ich noch zu sprechen.

Zurück zu der kleinen Story, die ich erzählen wollte, zu einem Selbsversuch. Und dazu, was von der Regierung dafür bezahlte Wissenschaftler zum diabolischen Syndrom lehren. Es ist gruselig. Der gute C. war schon immer ziemlich übergewichtig. In jungen Jahren hatte er bei 1,90 Meter Körpergröße mit 120 Kilogramm schon einen BMI von 33.

Weiß jeder, was der BMI ist? Gewicht dividiert durch (Größe mal Größe). Also in Cs Fall: 120 dividiert durch (1,9 mal 1,9) = 120 dividiert durch 3,61 = ~ 33,2. Das Normalgewicht liegt bei 20–25, starkes Untergewicht beginnt ab 18 abwärts, Übergewicht reicht bis 30, ab da wird's adipös. Mehr als die Hälfte der Erwachsenen in Deutschland ist übergewichtig, fast ein Viertel ist adipös.

Später hat C. noch mal gut zwanzig Kilogramm zugelegt (BMI>39). Die Folge waren Herzinfarkte, die aber in seiner Familie ohnehin endemisch sind, und natürlich Diabetes II, den er zunächst nur mit Tabletten bekämpft hat, bis auch die nicht mehr ausreichten – dann also Insulin. Neunzig Einheiten pro Tag, achtzig Euro für eine 14-Tage-Packung, das macht mehr als 160 Euro im Monat. Wir hatten ein laaaanges Gespräch zu dem Thema, er wollte gerne abspecken und die Pikserei zum Messen des Blutzuckers und die Insulin-Spritzerei machten ihm auch nicht wirklich Freude. Ich erklärte ihm, worauf es ankomme: Kohlenhydrate so gut wie möglich vermeiden. Also keine Fruchtsäfte, kein Brot, keine Nudeln, keine Kartoffeln, keine Erbsen oder weißen Bohnen, keinen Mais, weder im Salat noch als Tortillas. Und wenn möglich wenig Alkohol, vor allem kein Bier, allenfalls sehr trockenen Wein und auch den nur in Maßen. Aber natürlich gerne jede Art von Eiweiß, Milch oder Käse, Eier, halbwegs gesundes Fett, also Butter, Raps- und Olivenöl, außerdem Fisch und mageres Fleisch, und das besser weiß als rot, also eher Hühnchen als Steak. Und natürlich Grünzeug, Salat und jenes Gemüse, das wenig Kohlenhydrate enthält. Er würde schon sehen ...

Bereits drei Tage nach Testbeginn schrieb er mir, aufgrund der gemessenen Blutzuckerwerte habe er seine Insulindosis halbieren können beziehungsweise müssen, nach einer Woche war er schon bei einem Drittel, dreißig Einheiten, umgerechnet nur noch fünfzig Euro pro Monat! Abgenommen hatte er natürlich auch. Noch zwei Wochen und er hätte vermutlich sein Spritzbesteck in der Schublade lassen können. Aber ach, die Versuchung war einfach zu groß. Nudeln mit Sauce Bolognese schmecken doch viel besser als Salatblätter mit der gleichen Sauce. Stimmt. Nudeln machen nämlich sofort glücklich, die schnellen Kohlenhydrate, die in den Nudeln enthalten sind, erzeugen eine Zuckeranflutung im Blut und der darauf folgende Insulinausstoß setzt im Gehirn Tryptophan frei, woraus der Körper das Glückshormon Serotonin erzeugt. Das ist vergleichbar mit dem Rauchen: Wir wollen diesen Glücksmoment wiederholen, wir sind süchtig.

Ja, es ist tatsächlich so einfach. Wenn Sie schon Diabetiker und übergewichtig sind (natürlich nur Diabetes II!) und Insulin spritzen, dann haben Sie alles, was Sie brauchen, um diese Theorie zu prüfen. Da Sie regelmäßig Ihren Blutzuckerspiegel messen, um zu ermitteln, wie viel Insulin Sie benötigen, kann auch nichts passieren. Sie werden aber sehr schnell merken, dass Sie viel weniger Insulin brauchen, vielleicht sogar am Ende gar nichts mehr. Das hängt davon ab, wie gut Ihr Körper noch in der Lage ist, Insulin selbst herzustellen und Zucker in den Fettzellen einzulagern. Es wäre sehr von Vorteil, wenn die

Fettzellen nicht schon prall gefüllt und gegen Insulin völlig unempfindlich sind. Sprich: Auch wenn Sie nach zwei Wochen noch nicht auf Insulin verzichten können, warten Sie einmal sechs Monate und nehmen Sie kräftig ab. Diabetes II beziehungsweise das metabolische Syndrom in seiner Gesamtheit ist in den meisten Fällen reversibel, das bedeutet, mit dem Abnehmen sinkt dann auch Ihr Blutdruck, Ihre Fettzellen werden wieder stärker für Insulin empfindlich, Ihre Bauchspeicheldrüse liefert wieder genug für jene Kohlenhydrate, die Sie gar nicht vermeiden können, da sie etwa in der Milch und in den Tomaten stecken, letztlich in fast allem, das wir essen. Es kommt auf die Menge an. Und nur auf die Menge!

Wenn Sie (noch) keinen Diabetes mellitus haben und einfach nur abnehmen wollen, um davon verschont zu bleiben, funktioniert das auf die gleiche Weise. Da Sie morgens keinen Hunger mehr haben werden, können Sie das Frühstück dann komplett weglassen. Forscher haben herausgefunden, dass Menschen, die auf das Frühstück verzichten, diese fehlenden Kalorien auch tagsüber nicht nachholen. In einer Studie der Columbia University mit übergewichtigen Testpersonen bekam eine Gruppe zum Frühstück Haferflocken, eine andere Cornflakes und die dritte Gruppe nichts. Nach einiger Zeit wurde klar: Nur die dritte Gruppe hatte abgespeckt. Also perfekt. Aber oh, Sie lieben Zucker im Kaffee? Das ist nicht gut, davon bekommen Sie schnell Hunger. Ich persönlich mag Milchkaffee und brauche keinen Zucker. Aber zu Hause süße ich meinen Kaffee mit etwas Birkenzucker, der, wie schon gesagt, unverdaut wieder ausgeschieden wird. Aber bitte Erythrit, nicht verwechseln mit Xylit! Xylit hat immer noch 60 Prozent der Zuckerkalorien, also 240 kcal/100 g, Erythrit maximal 20 kcal/100 g – praktisch nichts. Es gibt allerdings Forschungshinweise, dass alleine der Geschmack von Süße die Ausschüttung von Insulin anregt und damit Hungergefühle verursacht. Man hat sich das früher in der Schweinezucht zunutze gemacht und den Schweinen billigen Süßstoff gefüttert, woraufhin sie viel mehr Kartoffeln gefressen haben und schneller schlachtreif wurden. Nach dem Zweiten Weltkrieg hat man sogar versucht, Kinder damit aufzupäppeln. Klar ist: Man sollte Süßstoff meiden und auch mit Birkenzucker eher sparsam umgehen. Wenn aber süßen, dann mit Birkenzucker. Seine Verwendung empfiehlt sich aus zwei Gründen: Erstens schmeckt er süß und kein bisschen bitter wie künstliche Süßstoffe und lässt sich wie normaler Zucker nutzen. Er ist weiß und rieselt, aber wenn man ihn direkt auf die Zunge gibt, löst das eine Art Frischeempfinden aus, weil seine Lösungsenthalpie negativ ist, also tatsächlich die Zunge kalt macht. Wir verwechseln das gerne mit einem Anflug von Minze. Ein Löffel Birkenzucker im Kaffee ist unkritisch und auch ein Käsekuchen (ohne Teigboden!)

schmeckt damit richtig lecker. Und zweitens: Erythrit ist mit mindestens acht Euro je Kilo ziemlich teuer, das bewirkt von ganz alleine, dass man damit sparsam umgeht.

Und noch ein Tipp für den „süßen" Milchkaffee: Laktosefreie Milch schmeckt doppelt so süß wie normale Milch. Das liegt daran, dass die nicht süße Laktose bei der Produktion direkt in Zucker aufgespalten wird, was normalerweise unser Körper übernimmt. Das heißt, Sie haben bei derselben Menge Kohlenhydrate doppelte Süße.

Zum metabolischen Syndrom gehört – wie bereits erwähnt – auch der Bluthochdruck. Bei Bluthochdruck wird empfohlen, salzarm zu essen (das schmeckt ja ganz besonders toll), aber warum? Reden wir über Osmose. Die Natur versucht immer, Gleichgewichte herzustellen. Stellen Sie eine warme Flasche Sekt in einen Kühler mit Eiswasser, dann schmilzt das Eis und der Sekt wird kalt. Wenn Sie es lange genug stehen lassen, werden das Wasser und der Sekt die gleiche Temperatur haben, eben die Mischtemperatur (und diese wird recht tief sein, weil das Eis beim Schmelzen zusätzliche Wärme verbraucht). Wenn Sie zwei Behälter, nur durch eine Zwischenwand mit einem Türchen getrennt, einen mit Salzwasser und einen mit Süßwasser, nebeneinanderstellen und das Türchen öffnen, werden sich auch ohne Umrühren die beiden Wasser vermischen. Das dauert eine Weile, ist aber unausweichlich. Und wenn Sie nun statt des Türchens eine halb durchlässige Membran einsetzen, die nur Wassermoleküle, aber nicht die viel größeren Salz-Ionen durchlässt, passiert etwas Erstaunliches: Die Natur will unbedingt das Salzwasser „verdünnen“, so gut als möglich also einen Gleichgewichtszustand herstellen, und pumpt dazu Wasser von links nach rechts durch die Membran. Dabei steigt rechts der Wasserspiegel so lange, bis der unterschiedliche Druck der Wasserhöhe den Lösungsdruck des Salzes egalisiert. Das geht aber auch umgekehrt: Wenn Sie das Salzwasser unter genug Druck setzen, werden Wassermoleküle durch die Membran gedrückt und Sie bekommen von Salz gereinigtes Wasser. So funktionieren unter anderem Entsalzungsanlagen in der Wüste, aber auch die Osmose-Wasserfilter-Entkalkungsanlage für zu Hause (wunderbar für Tee und Kaffee). In unserem Körper findet etwas Ähnliches statt: Die Körperzellen haben eine Membranhülle – übrigens zum guten Teil aus Cholesterin! –, die genau so funktioniert. Wenn Sie reines Wasser zuführen, wird es durch diese Membran in die Zelle diffundieren, solange deren Salzgehalt höher ist als der Salzgehalt des mit Wasser verdünnten Blutes. Aber sie kann dabei auch platzen. Was ist tödlich: 17 Tassen starker Kaffee oder acht Liter Wasser auf einmal? Es ist das Wasser. Im Mittelalter wurden Menschen auf diese Weise gefoltert und umgebracht.

Man sollte also lieber nicht zu viel Wasser auf einmal trinken. Wenn man aber zu viel Salz im Körper hat, wird dieser versuchen, den zu hohen Salzgehalt durch Wasserzufuhr zu verringern, Sie bekommen Durst – die gesalzenen Chips und Nüsschen, die in Bars umsonst gereicht werden, sind eine Investition des Hauses in den Bier- und Weinkonsum. Und zu viel Flüssigkeit im System sorgt für den Bluthochdruck.

Der schon erwähnte Gary Taubes schreibt in „Good Calories, Bad Calories“ aber, das sei ganz und gar nicht „normal“. Normal sei, wenn der Körper überschüssiges Salz über die Nieren ausscheidet. Das würde er normalerweise auch, wenn da nicht der Zucker wäre. Der genaue Mechanismus ist etwas komplexer, aber im Großen und Ganzen regelt der Körper die Salzausscheidung über die Niere genauso zuverlässig wie die gleichmäßige Steuerung des Blutzuckerspiegels durch die Leber – solange wir nicht über alle Maßen zu viele Kohlenhydrate zuführen und unseren Blutzuckerspiegel in ungesunde Höhen treiben. Meine Blutwerte bescheinigen mir jedenfalls, gerade neulich wieder getestet, dass da nichts im Argen liegt, und ich salze eher viel, viel mehr als andere Menschen.

Wer's genauer wissen will: Insulin wird nicht nur dann ausgeschüttet, wenn der Blutzucker steigt, sondern auch bei „Stress“ – genau wie Cortisol, das bekanntere Stresshormon. Stress war vor 50.000 Jahren vor allem eine äußere Bedrohung, und das hieß im Zweifel: schnell laufen müssen. Insulin hilft dabei, indem es die Gluconeogenese fördert, also die Erzeugung und Bereitstellung von körpereigenem Zucker. Gleichzeitig fängt die Niere an, Salz zurückzuhalten, es „einzusparen", wenn es vielleicht länger mal nicht genug gibt, das ist die sogenannte Salzretention. Normalerweise verlieren wir über den Urin am Tag etwa 1,5 g Salz. Bei körperlicher Anstrengung natürlich noch etwas mehr über den Schweiß. Ohne Salz gerät unser empfindliches Elektrolyt-Gleichgewicht aus den Fugen und wir brechen ganz schnell zusammen (deshalb trinken Ausdauersportler Elektrolyt-Drinks).

Diese Salzretention wird von Insulin gefördert. Unter Stress wird Insulin ausgeschüttet und der Salzgehalt im Blut erhöht. Das wiederum erhöht den Blutdruck, was unter Stress erwünscht ist, denn wir brauchen für die bevorstehende körperliche Anstrengung besser einen etwas höheren Blutdruck, als wenn wir – das Wollhaarmammut verdauend – faul rumliegen. So war das mal gedacht, nur dass heute der „Stress" der Rapport beim Chef, quengelige Kunden oder das überfordernde Projekt ist und wir dabei still sitzen und uns nicht bewegen ... Und da Menschen mit dem „metabolischen Syndrom" ständig erhöhte Insulinwerte haben, kriegen sie eben auch höheren Blutdruck.

Wissenschaftler haben dazu eine Studie aufgesetzt: Man hat genau solche Patienten einer 3-g-Salz/Tag-Ernährung (das ist „salzarm", normal sind 6–8 g) und einer 18-g-Salz/Tag-Überdosis ausgesetzt – und siehe da, der Blutdruck hat sich bewegt, 5 mm Hg nach unten beziehungsweise nach oben. Die Lösung ist also, meinten diese Wissenschaftler: salzarm essen! Denn Bluthochdruck ist einer der Hauptgründe für eine dauerhafte Nierenschädigung, die am Ende die Niere komplett versagen lässt.

Es ist logisch, dass die Salzretention bei salzarmer Diät nur „bedingt" funktionieren kann, denn was nicht da ist, kann auch nicht zurückgehalten werden. Der Schluss, den die Wissenschaftler gezogen haben, ist also falsch, er bekämpft nicht die Ursache des Übels. Die Ursache ist der zu hohe Insulinspiegel, und der Grund dafür ist die viel zu kohlenhydratreiche Ernährung, die Schoko- und Müsliriegel, die Pralinen, das Nutellabrötchen, die den Insulinspiegel, nicht nur bei Stress, sondern dauerhaft in ungesunde Höhen treiben. Wäre das nicht der Fall, würde der Körper wie seit ehedem den Salzgehalt von ganz allein richtig regeln. Sie entscheiden: Wenn Sie zu hohen Blutdruck haben, können Sie versuchen, salzarm zu essen. Ich möchte das nicht, denn das schmeckt mir nicht. Ich esse lieber weniger, vor allem ganz wenig Zucker, aber was ich dann esse, salze ich nach Belieben, damit es mir auch schmeckt.

Böse Kohlenhydrate, böser, böser Zucker?

Sind Kohlenhydrate immer nur böse? Nein, das kann man so nicht sagen. Theoretisch können Sie sich auch überwiegend oder zur Gänze nur von den bösen schnellen Kohlenhydraten ernähren (na ja, einiges an Eiweiß und Fett braucht der Körper trotzdem), aber Sie müssten diese so langsam zu sich nehmen, wie es unsere Vorfahren getan haben, als sie sich noch von Blättern, Wurzeln und Grassamen ernährten: in kleinsten Mengen über den ganzen Tag verteilt – zum Beispiel jede Viertelstunde eine viertel Scheibe Graubrot. Das addiert sich über 16 Stunden zu gut 1500 Kalorien, die zu über neunzig Prozent aus Kohlenhydraten bestehen. In diesem Fall ist die Zufuhr aber niemals höher als das, was der Körper tatsächlich sofort an Zucker verbrennen kann. Es braucht also kein Insulin, um einen eventuellen Zuckerüberschuss aus dem Blut zu entfernen beziehungsweise in die Fettzellen zu verschieben, denn es kommt gar nicht zu einem Überschuss. So ungefähr war das mit den alten, langsamen Kohlenhydraten aus Nüssen, Wurzeln und Blättern, die eben nur langsam verdaut wurden. Die Menge war da nicht so wichtig. Wenn nur wenig Nahrung in Form von Fett und Eiweiß zur Verfügung steht, können Kohlenhydrate wie Mehl und Kartoffeln durchaus die Grundernährung sichern. In den vergangenen Jahrhunderten war das etwa in Irland der Fall, als die Menschen dort vor allem von Kartoffeln lebten – in Zeiten schlechten Wetters jedoch aufgrund mieser Kartoffelernten in großer Zahl verhungert sind. Es muss also nicht ungesund sein, wenn man sich heute überwiegend von „langsamen“ Kohlenhydraten ernährt. Die Tsimani, ein indigenes Urvolk aus dem südamerikanischen Urwald, haben zum Beispiel mit achtzig Jahren noch einen kardiovaskulären Status (also: Herz, Adern und Kreislaufsystem) wie fünfzigjährige Amerikaner. Und sie ernähren sich zu siebzig Prozent von Kohlenhydraten und Ballaststoffen (von gestampftem Maniok, Mais, Kochbananen, Früchten und Nüssen) und nur zu 15 Prozent von Eiweiß und 15 Prozent von Fett, dabei aber vorwiegend von pflanzlichen Fetten mit vielen ungesättigten Fettsäuren. Der Anteil gesättigter Fette ist sehr gering, die ganz bösen gehärteten Fette und Transfette gibt es bei den Tsimani gar nicht.

Gefährlich sind die vor der Zeit des Ackerbaus praktisch unbekannten, spontan aufgenommenen großen Mengen an schnellen Kohlenhydraten, also solchen, die unser Körper sehr schnell in Zucker umbaut und ins Blut spült. Leider entspricht genau das der heutigen Realität: hoch ausgemahlenes Mehl und Zucker in allen Formen plus viel schlechtem, gesättigtem Fett, wie es vor allem in rotem Fleisch vorkommt, wenn man es nicht konsequent wegschneidet. Und dann gibt es noch einen entscheidenden Unterschied: Die Tsimani bewegen sich neunzig Prozent des Tages, bei uns, der sitzenden Gesellschaft, sind es im Durchschnitt noch nicht einmal fünfzig Prozent, eher viel weniger. Da kommen also mehrere Dinge zusammen, weshalb man hier in der Ersten Welt nicht problemlos mit fünfzig bis siebzig Prozent Kohlenhydratanteil gesund leben kann. Es müssten ausschließlich langsame Kohlenhydrate wie grobes Vollkornmehl sein.

Mögen Sie Vollkornnudeln? Ich nicht. Und wenn Sie glauben, das leckere dunkle Brötchen mit den Haferflocken und Kürbiskernen außen drauf sei Vollkorn und deshalb „gesund", dann könnten Sie einer bösen Täuschung aufgesessen sein: Was innen braun aussieht, ist oftmals ganz normales Mehl, das mit Maltose braun gefärbt und dadurch auch noch extra gesüßt wird und deshalb mit Salzbutter so teuflisch lecker schmeckt. Von wegen gesund. Wirklich entscheidend dürfte, gerade bei kohlenhydratreicher Nahrung, die Bewegung sein, die dafür sorgt, dass der Zucker direkt in den Muskeln verbrannt und nicht in die Fettzellen eingelagert wird. Es ist also auch eine Frage des Lebensstils. Wenn ich mal voraussetze, dass ich durchschnittlich faul und durchschnittlich genusssüchtig bin, und mich frage, ob ich lieber fünf bis zehn Kilometer am Tag laufen oder mich entsprechend jeden Tag ein bis zwei Stunden im Fitnessstudio quälen will oder lieber versuche, auf Kohlenhydrate, vor allem auf die ganz bösen, also den Schokoriegel zwischendurch, den Extrazucker, die Riesenportion Nudeln etc., zu verzichten, dann ist die Entscheidung für mich jedenfalls sehr einfach.

Ist Vollkorn gesund?

Kommt darauf an. In einem kleinen „alternativen" Forschungsinstitut (IFEU Heidelberg), das ich als Student mitgründen durfte, hatten wir die Regel, dass reihum jeder mal das Mittagessen kochen musste, natürlich vegetarisch, also zum Beispiel die Bolognese mit Karottenschnipseln statt Hackfleisch, was übrigens sehr gut geht. Unser Hauptgründer war Obervegetarier, aber kein großer Koch, weshalb er alle zwei Wochen „Kruska" präsentierte, eine Mahlzeit aus eingeweichten Körnern und Feigen (im Original mit Rosinen). Ich kann mich noch gut daran erinnern, dass das Gericht zwar ganz lecker war, aber die Folgen eher unangenehm: zwei Stunden später ein totales Loch im Bauch, ein akuter Heißhungeranfall, der wohl von den vielen Feigen herrührte. Und dann zu allem Überfluss noch heftige Blähungen. Dass die Körner die Ursache dafür waren und warum genau, habe ich erst sehr viel später gelesen. Pflanzen wehren sich gegen Fraßfeinde, indem sie zum Schutz ihrer Samen (also ihrer Früchte)

Fraßgifte produzieren, die den tierischen Fressern wie etwa Insekten und Vögeln den Appetit verderben sollen. Diese Fraßgifte stecken in den äußeren Schutzhüllen, den Blättern, die den eigentlichen Samen und seine Nährstoffe umhüllen. Davon gibt es bei manchen Pflanzen zwei, bei anderen nur eines. Bei Walnüssen erkennen Sie beispielsweise leicht die grüne, äußerst bittere Schale, die so giftig ist, dass rund um Walnussbäume kein Gras wächst. Die holzige Nussschale ist dann das zweite Hindernis. Bei den Einblättrigen sind die Fraßgifte im einzigen Blatt enthalten, das den Kern, den Samen, umhüllt. Und wenn wir diese Hülle mitessen, schreit der Darm „unverdaulich, giftig" und macht uns das mit schmerzhaften Blähungen deutlich. Was glauben Sie, warum der Reis schon seit Urzeiten geschält, das Korn zu Mehl vermahlen wird? Trotzdem kann Vollkorn besser sein als hoch ausgemahlenes, sprich sehr feines Weißmehl, da es viel langsamer verdaut wird, der Blutzuckerspiegel viel moderater ansteigt, die Insulinausschüttung viel langsamer stattfindet und der Heißhunger ausbleiben sollte – wenn man die geschälten und allenfalls sanft zerstoßenen Körner nicht ausgerechnet mit Feigen garniert. Haferflocken sind etwa viel gesünder als Cornflakes – aber nicht, wenn Sie haufenweise Zucker drüberkippen. Und noch etwas Wichtiges zu den Fraßgiften: Die meisten davon können durch längeres Erhitzen, also Kochen und Backen, unschädlich gemacht werden.

„Natur“ bedeutet also nicht per se „gesund“, von den mittlerweile viel zu zuckerreichen Äpfeln war ja bereits die Rede. Ernährungsexperten sehen mittlerweile einen direkten Zusammenhang zwischen dem überreichen Genuss von Fruchtsäften und einer nichtalkoholischen Fettleber. Daher müssen wir uns fragen: Ist der gute Zucker, den uns die Natur in Beeren und Früchten zur Verfügung stellt, also die Fruktose, ist das in Wahrheit der gefährlichste Zucker, vor dem man nicht genug warnen kann?

Im New Scientist erschien schon im Jahr 2001 ein Artikel zum „Syndrom X“, so hatte man damals das metabolische Syndrom genannt. Und dort wurde vor allem die Fruktose für die rasende Ausbreitung des Diabetes II verantwortlich gemacht. Fruktose, Dextrose, Glukose, Traubenzucker ... huch, alles durcheinander, was ist was? Zunächst mal: Dextrose und Traubenzucker sind nur unterschiedliche Namen für das Gleiche, das auch noch unter einem anderen Namen bekannt ist: der Glukose. Damit wird jener Zucker bezeichnet, der in unserem Blut herumschwimmt, der Muskeln und Gehirn befeuert. Chemische Formel: $C_6H_{12}O_6$. Und Fruktose? $C_6H_{12}O_6$. Das ist doch das Gleiche? Ja, mit einem kleinen Unterschied: Die Glukose bildet einen 6-eckigen Ring, die Fruktose nur ein Fünfeck mit Anhang. Fruktose

– sollte man meinen – ist ja eigentlich eher gesund, weil sie den Insulinspiegel nicht ansteigen lässt, denn unser Körper kann die Fruktose direkt verwerten. Die Fruktose wird gleich in der Leber zu Fett umgebaut und dort gespeichert, das ist doch gut – oder etwa nicht? Nein, ist es nicht. Denn auf Dauer und bei fortschreitender Insulinresistenz erhöhen sie auch die Fette im Blut, vor allem die ungünstigen LDL und VLDL, die nach Fruchtzuckereinnahme um bis zu einem Drittel steigen können.

Was also tun? Sollte man gar kein Obst mehr essen? So einfach ist das nicht, aber sicher ist, dass die Foodindustrie uns dauernd Fruchtzucker in großen Mengen unterjubelt. Aus Mais wird beispielsweise „high-fructose corn sirup" hergestellt, dieser Sirup ist eines der billigsten „natürlichen" Süßungsmittel und enthält weit über fünfzig Prozent Fruchtzucker. In einer Dose Coca-Cola sind gut 15 Gramm enthalten, in einem Schokoriegel sogar 25 Gramm. Auf den Etiketten wird er nur in den seltensten Fällen extra ausgewiesen, aber wir müssen uns wohl von der Vorstellung, dass Fruchtzucker per se gesund sei, verabschieden, obwohl er nicht einmal Insulin zu seiner Verwertung benötigt. Ganz im Gegenteil könnte der allgegenwärtige (weil billige) Fruchtzucker eine Hauptursache für die Ausbreitung von Diabetes II sein. Auch hier gilt wieder: Die Dosis macht das Gift. Heutzutage steckt der Fruchtzucker in vielen, fast allen Fertigprodukten, mal mehr, mal weniger. Die Industrie bevorzugt den Fruchtzucker, weil er bei gleicher Menge deutlich süßer ist, also Geld spart. Aber eben leider auch zur Fettleber führt. Also: Vorsicht vor „high-fructose corn sirup".

Food- und Pharmaindustrie

Wenn Sie sich mit kohlenhydratarmer, aber leckerer Ernährung beschäftigen wollen, empfehle ich Ihnen ein Buch, das für mich eine echte Entdeckung war: „Essen gehen und dabei abnehmen" von Michel Montignac. Leider nur noch antiquarisch erhältlich, aber es ist wert, gelesen zu werden. Es war eine meiner wichtigsten Inspiriationsquellen. Der Mann war Manager in der Medizinindustrie und wollte einen Weg finden, trotz ständiger Geschäftsessen seine Figur wieder zu verschlanken. Tolles, lustiges, lehrreiches Buch.

Und wenn Sie die ganze schreckliche Wahrheit wissen wollen, nämlich wie die amerikanische Foodindustrie Ernährungsexperten geschmiert und gekauft hat, um die unsinnige Ernährungspyramide zu etablieren, die aus irrwitzigen 50 bis 66 Prozent Kohlenhydraten, also Cornflakes, Toast etc., besteht und die so viele Menschen krank gemacht hat, und wenn Sie Englisch können, dann lesen Sie von Gary Taubes „Good Calories, Bad Calories". Das beste Kompendium zum Thema Zucker, Diabetes II und wie es dazu kam.

So etwas Ähnliches ereignete sich auch in Deutschland. Ausgerechnet in meiner Heimatstadt saßen die gekauften Experten, die renommierten Professoren, die uns in den 1970er-Jahren das Märchen von der bösen Butter mit dem bösen Cholesterin und der guten Margarine vorgebetet haben – natürlich gegen gutes Geld aus der Margarine-Industrie. Inzwischen wissen wir, dass der Cholesterinspiegel individuell sehr unterschiedlich ist und der Körper ihn praktisch komplett selbst regelt. Da die Zellmembranen zu einem großen Teil aus Cholesterin bestehen, muss der Körper Cholesterin herstellen, weshalb er sich dabei von der Ernährung nur wenig beeinflussen lässt. Die sogenannte Arterienverkalkung (Plaquebildung) hat weitaus weniger mit dem Cholesterinspiegel zu tun als angenommen. Die größte Rolle spielen dabei entzündliche Prozesse in der Aderwand oder der Anteil von Fibrinogen, einem Gerinnungsfaktor im Blut. Letzterer ist übrigens bei Rauchern stark erhöht – was bevorzugt zu Herzinfarkten führt.

Ob höhere Cholesterinwerte überhaupt schädlich sind, steht mittlerweile infrage, denn es gibt genügend Gegenbeispiele: In Holland etwa haben Forscher an einer Studie mit über 5000 Patienten zwischen 55 und 99 Jahren festgestellt, dass mit je 3 mg/dl *höherem* Cholesterinwert das Sterberisiko um ein Prozent *sinkt* und man den Einsatz von Cholesterinsenkern bei ansonsten gesunden Älteren dringend überdenken sollte. Und eine groß angelegte Studie in den USA mit fast 50.000 Frauen zwischen fünfzig und achtzig, die durch Nahrungsumstellung (mehr

Früchte und Körner, weniger schlechtes Fett) die Cholesterinwerte tatsächlich etwas reduzieren konnten, hat keinerlei Verbesserung bei den Todesraten durch Herzinfarkte und Schlaganfälle zur Folge gehabt. Die Pharmaindustrie verdient allerdings seit Jahren gutes Geld mit Medikamenten gegen vorgeblich zu hohe Cholesterinwerte (sogenannte Statine) – fünf Millionen Menschen weltweit sollen sie bereits verordnet bekommen, es ist ein Milliardengeschäft, es ist das Medikament mit dem derzeit weltweit höchsten Umsatz. Und es gibt schon eine neue Medikamentenklasse gegen zu hohe Cholesterinwerte, natürlich noch viel, viel teurer als die Statine. Mit den neuen Medikamenten kann man den LDL-Cholesterinwert nochmals kräftig absenken, wie die so benannte „FOURIER-Studie" bewiesen hat. Und weil gleichzeitig die Rate von Herzinfarkten etwas zurückging, wird vom Leiter der Studie gefordert, wir müssten jetzt alle unser LDL-Cholesterin unter hundert mg/dl bringen – als „normal" gelten LDL-Werte bis 160. Hier gibt es aber eine sehr große Spannbreite in der Bevölkerung, von unter hundert bis über zweihundert, und die hohen Werte führen keineswegs unbedingt zu krankhaften Veränderungen.

Das Ganze hat zwei große Schönheitsfehler: Der Mann arbeitet als *bezahlter Berater* für genau *den* Pharmakonzern, der eins dieser neuen Medikamente entwickelt, der die Studie bezahlt und die Daten eingesammelt hat. Getestet wurden Hochrisikopatienten, die schon einen Infarkt oder Schlaganfall erlitten hatten. Aber: Von denen, die in der Studie die neuen Medikamente verabreicht bekamen, starben letzten Endes fast genauso viele an den Folgen einer Herzerkrankung wie in der Kontrollgruppe. Das absolute Risiko sank zwar rechnerisch um 1,5 Prozent, aber dieses Ergebnis war statistisch „nicht signifikant", wie man es ausdrückt, wenn man eine Statistik nicht als gesichert ansehen kann. Die „kardiovaskuläre Mortalität sei nicht signifikant beeinflusst" worden, heißt es dazu, maximal verschwurbelt, in einem Fachartikel.

Also gar kein wirklich großer Erfolg der teuren, teuren Therapie? Und dann wird das trotzdem für alle ab dem Alter von 25 empfohlen, auch für die normal gesunden Menschen, obwohl es derzeit 8000–12.000 Euro pro Person und Jahr kosten soll? Und man, um nur einen Herzinfarkt zu verhindern, einen Millionenbetrag ausgeben müsste? Das aber propagiert genau der von dieser Pharmafirma bezahlte Studienleiter. Wenn ich so was lese, geht mir der Hut hoch – Ihnen nicht?

Das alles sieht aus wie eine große und jahrelang fortgeschriebene Lüge, erst die Margarine, seit einigen Jahren die Statine und jetzt noch die superteuren PCSK9-Hemmer. Aber bevor Sie jetzt einen zornroten Kopf kriegen: So etwas gibt es doch überall, ob in der Politik (die diversen Spendenaffären) oder in der Wirtschaft (der Auto-Abgasskandal), also verlieren Sie mal nicht den Boden unter den Füßen; wo Menschen zusammenleben, wird leider auch gelogen – vor allem wenn's dem eigenen Geldbeutel dient. Und wenn Sie glauben, solche wissenschaftlichen Fehlleistungen wie die Cholesterin-Lüge gebe es heute nicht mehr, dann muss ich Sie enttäuschen. Versuchen Sie mal auf folgender Website Ihr Diabetesrisiko zu testen: http://drs.dife.de. Ich habe getreulich alle Fragen – es waren nicht so viele – so gut als möglich beantwortet und das Ergebnis war: 92,5-prozentiges Risiko, in den nächstes fünf Jahren Diabetes II zu entwickeln.

Dieses Ergebnis ist mir vollkommen schleierhaft. Ich bin normalgewichtig (BMI < 25), esse eher wenig von den bösen Kohlenhydraten und soll nun fast sicher zum Diabetiker mutieren? Schauen wir uns die Fragen gemeinsam an, es waren einige sehr merkwürdige dabei. Zum Beispiel: ob und wie viel Gartenarbeit man verrichte. Da frage ich mich doch: Wie viele Menschen haben einen Garten? Vor allem in der Stadt? Die Mehrheit ja wohl nicht. Und wie viele von den Gartenbesitzern arbeiten auch regelmäßig darin? Das war eine von genau drei Fragen zu körperlicher Betätigung. Die anderen beiden: „Wie viel Sport machen Sie?" und „Wie viel Fahrrad fahren Sie?". Ich fahre weder Fahrrad noch gehe ich ins Fitnessstudio, ich laufe aber jeden Tag gezwungenermaßen viele Treppen und wandere ab und an zwei, drei Stunden, ohne das ein oder andere als „Sport“ bezeichnen zu wollen – müsste ich das?

Zum Thema Essen gab es auch drei Fragen: wie viel und wie oft ich rotes Fleisch esse, ob ich Vollkornbrot oder -brötchen (huch?) und ob ich Müsli, Getreideflocken oder Körner esse?

Liebe Wissenschaftler, ich esse weder Brot noch Brötchen und natürlich auch kein Müsli oder Körner, ich esse so gut wie überhaupt keine Kohlenhydrate außer denen, die im Gemüse, in Nüssen oder im Käse stecken (suchen Sie mal einen Quark oder Frischkäse, der nicht wenigstens 2,5 Prozent Zucker enthält) und die ich nicht vermeiden kann. Das konnte man aber nicht antworten.

Die nächste Frage betraf das Kaffeetrinken. Kaffee ist generell gut gegen Diabetes, nicht aber, wenn man dabei vergisst zu fragen, wie stark der Kaffee gesüßt wird – drei Löffel oder gar keiner macht einen ziemlichen Unterschied. Und dann kam noch das Thema Rauchen und das war’s mit den Fragen. Keine einzige nach dem Zuckerkonsum. Keine nach Nudeln, Kartoffeln, Kuchen oder Torten, nach Chips oder Schokoriegeln.

Sehr irritiert hatte mich besonders die Frage, wie viel und wie oft ich rotes Fleisch esse; dass Diabetes II damit etwas zu tun haben sollte, wäre mir neu. Und glauben Sie mir, ich habe in den letzten zehn Jahren so ziemlich alles gelesen, was zum Thema Diabetes II in der Presse veröffentlicht wurde – an rotes Fleisch als Risikofaktor kann ich mich nicht erinnern. Also schrieb ich das DIfE an. Es handelt sich dabei um das „Deutsche Institut für Ernährungsforschung", eine „Stiftung öffentlichen Rechts", die also aus Steuergeldern bezahlt wird. Da habe ich als Bürger doch wohl ein Recht, zu erfahren, worauf sich diese Testfrage bezieht.

Nach der ersten, völlig unbefriedigenden Antwort schrieb ich erneut, diesmal etwas deutlicher, und bekam ein von zwei Professoren unterzeichnetes, wirklich ausführliches Schreiben. Zum Beleg dafür, dass der Verzehr von rotem Fleisch das Diabetesrisiko erhöhe, führten sie unter anderem eine Ernährungsstudie an – dumm nur, dass ich selbst seit über zwanzig Jahren Teilnehmer dieser Studie bin. Man bekommt dabei im Gegenzug zum getreulichen Ausfüllen der weitaus ausführlicheren Fragebögen die Ergebnisse zurück, daher weiß ich, dass es zum Beispiel einen Zusammenhang zwischen rotem Fleisch und Magenkrebs gibt – jedoch nur einen indirekten. Nicht das Fleisch macht den Krebs, sondern das im roten Fleisch enthaltene Eisen ist letzten Endes – mittelbar – dafür verantwortlich.

Etwa die Hälfte der Menschheit ist mit dem Helicobacter Pylori infiziert, einem Bakterium, das sich im Magen ansiedelt. Es ist meistens harmlos, verursacht aber auch – bei etwa zehn Prozent der „Infizierten" – Magengeschwüre, die man früher – genauer gesagt vor 1989 – einem übersäuerten Magen zugeschrieben hatte. Für die Entdeckung, dass der Helicobacter schuld ist, gab es 2005 den Medizinnobelpreis. Drei Prozent aller unbehandelten Magengeschwüre mutieren allerdings zum Magenkrebs, so wie Darmpolypen über viele Jahre zu Darmkrebs werden können. Aus diesem Grund werden solche Polypen bei der Darmspiegelung gleich entfernt und der Helicobacter, sofern der Patient Beschwerden hat, das Geschwür also bemerkt, mit Antibiotika ausgerottet. Es gibt aber auch Magengeschwüre und Darmpolypen ohne große Beschwerden, die entwickeln sich dann still und heimlich zum Magen- oder Darmkrebs. Deshalb ganz wichtig: ab spätestens fünfzig alle zehn Jahre zur Darmspiegelung, und wenn da ein Polyp war, alle fünf! Und wenn Sie Sodbrennen haben: Gehen Sie auch unbedingt zum Arzt und lassen Sie sich auf Helicobacter testen! Dazu muss man heutzutage keine Magenspiegelung mehr machen, es gibt mittlerweile einen einfachen Atem-Test, fragen Sie danach.

Aber zurück zum Magenkrebs: Der böse Helicobacter braucht sehr viel Eisen. Wenig Eisen, wenige Helicobacter, wenig Magengeschwüre; viel Eisen, viele

Magengeschwüre, die – unbehandelt, weil still – zu Magenkrebs führen können. Und rotes Fleisch ... den Zusammenhang haben Sie längst verstanden.

Nachdem ich wie gesagt Teilnehmer dieser (und anderer) Studien bin und die Ergebnisse nach Hause geschickt bekomme, weiß ich das. Von Diabetes II stand da bislang nie etwas, ich schwör's! Wobei: Tatsächlich hat das DifE in einer Ernährungsstudie, die die Schwesterstudie zu „meiner" Heidelberger EPIC-Studie sein muss (zumindest heißt sie gleich), angeblich einen Zusammenhang gefunden – schuld soll tatsächlich das Ferritin sein, also auch hier das Eisen. Ob ein solcher Zusammenhang zwischen rotem Fleisch und Diabetes besteht, haben sich auch Forscher der Harvard Universität gefragt und 1600 Studien weltweit daraufhin untersucht. Das Ergebnis war: Nur rotes *verarbeitetes* Fleisch erhöhe tatsächlich das Diabetes-II-Risiko – verarbeitet heißt nicht: von Ihnen in der Pfanne gebraten, sondern Fertigprodukte wie Salami, Schinken, Würstchen, Fertigsnacks mit Fleisch, geräuchert, gepökelt, gesalzen, „verarbeitet" eben.

Die Forscher untersuchten daraufhin die üblichen Verdächtigen, hier also den Gehalt an gesättigten Fetten und Cholesterin, fanden da aber keinerlei Unterschiede. Der große Unterschied, *den* sie fanden, bestand im Salz- und Nitratgehalt. Verarbeitetes

Fleisch enthielt viel mehr Salz, im Schnitt viermal so viel wie unverarbeitetes, und gut die Hälfte mehr nitrathaltige Konservierungsstoffe. Jede 50-g-Tagesration sollte – nach Datenlage – das Diabetes-II-Risiko um knapp zwanzig Prozent erhöhen. Ein Jahr später werteten andere Harvard-Forscher erneut die Daten von einer halben Million Menschen aus. Jetzt fand man einen viel höheren Zusammenhang: Über fünfzig Prozent soll das Risiko pro 50-g-Portion steigen. Und man fand jetzt auch eine Steigerung des Diabetes-II-Risiko für „unverarbeitetes" rotes Fleisch, also das frisch gebrutzelte Steak oder Schnitzel. Bei der doppelten Menge, also bei 100 g täglich, sollte das Diabetes-II-Risiko um immerhin 19 Prozent steigen. Das ist allerdings fünfmal *weniger* als bei verarbeitetem rotem Fleisch.

Also: Einfach nur rotes Fleisch abzufragen, ohne zu unterscheiden, ob ich viel Schinken und Wurst esse, mir vielleicht zwischendurch eine der beliebten Mini-Salamis oder einen anderen fleischhaltigen Snack „gönne", oder ob ich das Steak oder Schnitzel selber in die Pfanne haue bzw. im Restaurant in die Pfanne hauen lasse, das ist schon ein Kunstfehler, wenn das eine (das Erste) fünfmal gefährlicher ist als das andere.

Richtig absurd wird es aber, wenn nur ein bisschen was zu Vollkorn und so gut wie nichts zum Zuckerkonsum erhoben wird, das ist so unlogisch, so offen unwissenschaftlich, da frage ich mich, wieso sie meine Körpergröße und den Bauchumfang dann auf den Zentimeter genau wissen müssen. Einen anderen Zusammenhang haben sie gar nicht gefunden: den zwischen Kohlenhydratanteilen an der täglichen Nahrungszufuhr und Diabetes II. Und jetzt kommt's: Es ist laut DIfE statistisch kein Zusammenhang zwischen dreißig und sechzig Prozent Kohlenhydrat-Anteil feststellbar, *wenn* diese Fett ersetzen. Ja, aber das tun sie normalerweise nicht, sondern sie sind *zusätzlich* in der Nahrung, weil wir dank des Zucker-Insulin-Heißhunger-Teufelskreises mehr, das heißt, viel zu viel, essen. Und gar nicht gefragt hat man sich dort offenbar, wie das mit nur zehn oder fünf Prozent Kohlenhydraten wohl wäre. Da mutiere ich dann gerne mal zum Zornbürger, denn dieser Unfug wird mit meinem Steuergeld verzapft. Aber ich bin weit davon entfernt, zu vermuten, diese Wissenschaftler würden von der Nahrungsmittelindustrie bezahlt (keine Ironie), denn Unfug kann jeder verzapfen, Professor oder Laie, bezahlt oder unbezahlt. Meinen „Unfug" können Sie ja gerne selbst überprüfen, ich fordere Sie ja geradezu dazu auf.

Auf meine Anfrage nach den Rohdaten, auf denen die seltsamen Aussagen des DIfE beruhen, habe ich übrigens keine Antwort mehr erhalten. Zur Ehrenrettung des DIfE sei gesagt: Beim Wühlen in alten

Dokumenten zu diesem Thema fand ich eine Presseveröffentlichung des DIfE von 2002. Eine Studie mit 3000 Probanden hatte ergeben, dass Übergewichtige (BMI > 35) zu 80 Prozent Diabetes II bekommen, der Konsum stark zuckerhaltiger Lebensmittel die Entstehung von Altersdiabetes begünstigt und dass Vollkornkonsum davor schütze. Nun, echtes „Vollkorn" wird im Darm viel langsamer verdaut, die Stärke viel langsamer in Zucker umgebaut, damit ist der Insulinanstieg viel schwächer und logischerweise die Gefahr einer Heißhungerattacke auch. Das stimmt schon, aber dass der Verzicht auf jegliches Korn, also auch auf Vollkorn, noch viel besser sein könnte, das fragen sie in ihrem Test nicht ab, weil sie von dreißig bis sechzig Prozent Kohlenhydraten in der Ernährung ausgehen. Auf jeden Fall wirklich irre alles – und ich habe guten Grund, das genauso hinzuschreiben. Folgende Mail einer guten Freundin von 2005 sagt mir mehr als die ganzen professoralen DIfE-Auslassungen. Lesen Sie selbst.

Lieber Lorenz,

von Topinambur habe ich schon viel gelesen, ausprobiert habe ich es noch nie. Du musst persönlich herausfinden (durch Berechnen, Wiegen), wie viel Kohlenhydrate du pro Mahlzeit essen kannst, ohne dass es als zusätzliches Gewicht (Fett) abgespeichert wird. Wahrscheinlich kannst du problemlos kleinere Mengen an Bratkartof-

feln und Nudeln zu dir nehmen oder sogar normale Mengen, wenn du anschließend mehr als zwanzig Minuten gehst (zügiger Spaziergang). Denn nach zwanzig Minuten setzt die Fettverbrennung des Körpers ein. Anschließend natürlich nur trinken und mit dem Essen mindestens eine Stunde warten. Die Bodybuilder, die kein Gramm Fett und nur Muskelmasse zulegen wollen, haben eine riesige alphabetische Lebensmitteldatenbank, nach der sie sich ernähren. Von circa tausend Lebensmitteln haben sie für jeweils 100 g die reinen Kohlenhydrat-Grammwerte ausgerechnet. Das ist oft verblüffend. Meine ersten drei bis fünf Kilo purzelten übrigens ganz schnell, nachdem ich jeden Zucker vom Speiseplan gestrichen hatte. Kann man von Menschen mit normalen Blutzuckerwerten im Grunde nicht erwarten, aber ich tat es unter Leidensdruck – „Ihr Zuckerwert ist astronomisch, Sie fallen gleich ins Koma, ab jetzt kein Zucker mehr", so der listige Arzt. Das machte ich dann auch – und zwar gründlich. Also erstmals Schokolade, Pralinen, Müsliriegel, Gebäck, Pudding, Eiscreme, Biskuit, Kekse, gesüßte Säfte etc. weg. Danach schaute ich mir auf sämtlichen Lebensmittelpackungen den Zuckeranteil an. Oh Graus! Sogar im Knäckebrot ist Zucker drin! Einfach überall! In meiner Panik habe ich das dann auch alles weggelassen. Was immer geht, ist Obst. Also frisch gepresster Orangensaft oder Birnen, Äpfel, Kiwis etc. Und wenn mich der Zuckerwahnsinn quälte, habe ich mit schlechtem Gewissen drei Rosinen gegessen, dann ging's wieder. Ich habe irgendwo eine

Berechnung gefunden: Heute nimmt man pro Kopf und Jahr 43 Kilogramm Zucker zu sich, vor fünfzig bis hundert Jahren waren es drei Kilogramm! Kein Wunder, dass der Stoffwechsel vieler Menschen restlos überfordert ist. Nach kurzer Umstellung auf „zuckerlos" fehlte mir übrigens gar nichts mehr. Die ersten sechs Kilo waren reiner Wasserverlust, gleichzeitig durch Gebäckstopp auch der Verzicht auf die schlechten (gehärteten) Fette, und ja, sie purzelten schnell. Dann ging es jedoch mit dem weiteren Abnehmen nicht mehr voran, und auch der Blutzuckerwert stabilisierte sich auf einem immer noch viel zu hohen Niveau. Er stieg sogar wieder an. Bis dahin hatte ich allerdings noch fleißig Kohlenhydrate gegessen, natürlich nur noch die „gesunden", also Vollwertnudeln, Vollkornbrot, Vollkornreis, rannte aber in meiner Verzweiflung bis zu drei Stunden täglich spazieren! Das Wetter war im November ja noch sehr schön. Irgendetwas konnte nicht stimmen. Erst von da an ließ ich experimentell alle Lebensmittel weg, die pro 100 g mehr als 20 g reine Kohlenhydrate enthielten (ungeachtet ihrer Kalorien) – also Reis, Vollkornbrot, Nudeln, Bananen, Salzstangen, Chips, Haferflocken, Müsli usw. Kartoffeln haben übrigens pro gekochte 100 g nur 15 g reine KH. Und seltsamerweise vertrug ich Hartweizengrieß nach wie vor sehr gut. Dieser hat allerdings pro gekochte 100 g auch nur schlanke 5,7 g KH. (Könnte sich bei dir vielleicht mit Topinambur abwechseln? Leckerer Couscousgrieß und Grießbreigrieß?) Was mir fehlte, hab ich primär durch Weichkäse, Walnüsse,

Eier und Schokolade mit 99-prozentigem Kakaoanteil ersetzt – und siehe da: Die nächsten vier Kilo verabschiedeten sich, der Zuckerwert war wieder normal, auch mein Blutfett. Von Süßstoffen (Polyolen, Aspartam, Sacharin etc.) kann ich nach kurzen und heftig schlechten Erfahrungen nur abraten. Das Internet ist voll mit deren schädlichen Nebenwirkungen, aber die schädliche Hauptwirkung ist einfach die: Sobald die Zunge Süßes schmeckt, auch wenn es nur Süßstoff ist, fängt das Pankreas schon mit der Ausschüttung von Insulin an. Dieses Insulin spaltet dann den überhaupt nicht erhöhten Zuckerspiegel weiter und sorgt womöglich für Unterzucker und Heißhungerattacken.

Für heute herzliche Grüße,
Deine Sibylle

So viel dazu von einer guten Freundin. Eine kleine Korrektur muss ich allerdings anbringen: Hartweizengrieß hat in der schon zubereiteten Form, also gekocht, trotzdem noch dreißig Prozent Kohlenhydrate, definitiv mehr als gekochte Kartoffeln, die tatsächlich nur 16 Prozent aufweisen (Pommes frites haben zusätzlich noch Fett, eine äußerst ungünstige Kombination).

Gefunden haben sie im DIfE auch, dass gehärtete Fette, die leider in vielen, wenn nicht in allen vorverarbeiteten Nahrungsmitteln eingesetzt werden, zur Entstehung des metabolischen Syndroms stark beitragen und dringend gemieden werden sollten. In New York sind diese sogenannten Transfette sogar seit 2008 gänzlich verboten. Es ist sicher sehr gut, Transfette zu meiden, aber auch ein anderes Thema, denn wer schon die natürlichen Kohlenhydrate meidet, wird sich wohl kaum mit Schokoriegeln und Chips vollstopfen.

Was Sie selber tun können

Als Erstes empfehle ich: Testen Sie die Theorie – und bewerfen Sie mich mit Schmutz, wenn's nicht stimmt. Fangen Sie vielleicht an einem Sonntagmorgen an oder besser noch an einem Samstagabend: mit einem schönen Steak oder Hähnchenflügel oder auf der Haut gebratenem Fisch (nicht paniert!), dazu Gemüse, die wenig Kohlenhydrate enthalten, und vielleicht einen Salat vorweg – für Vegetarier mit Tofu als Eiweißlieferanten – und viel gutes Öl, vorzugsweise kalt gepresstes Olivenöl – aber sparen Sie sich in beiden Fällen die „Sättigungsbeilage", also Kartoffeln, Nudeln oder Reis. Dafür lieber ein größeres Stück Fleisch oder Fisch oder mehr Tofu und Gemüse. Und am Sonntag in der Früh essen Sie, falls Sie etwas Hunger haben, bitte ja keinen Toast und kein Brot, sondern Eier, Rühreier, Spiegeleier, zwei oder auch drei. Sie dürfen auch gerne etwas mageren Schinken dazugeben, den sie in ordentlich Butter oder Rapsöl brutzeln, kein Problem, aber meiden Sie die Kohlenhydrate, also wenn möglich auch keinen Zucker oder einfach sehr wenig in den Kaffee. So verfahren Sie auch mittags und abends.

Ich nehme zum Beispiel gerne ein Salatblatt (Romanaherzen eignen sich sehr gut, aber auch Eissalatblätter, die krachen so schön) und wickle damit ein Stück gekochten Schinken ein. Etwas Fett dazu, entweder sie buttern das Salatblatt oder fügen etwas Mayonnaise hinzu, ganz egal. Essen Sie, was Sie wollen, aber nur Grünzeug, Eiweiß und Fett, vorzugsweise pflanzliches Fett, weil wir ohnehin reichlich tierische Fette zu uns nehmen. Allerdings gibt es mittlerweile eine große Diskussion darüber, ob alle Pflanzenöle so gesund sind, wie lange behauptet wurde. Definitiv gesund, darin sind sich eigentlich alle einig, ist Olivenöl, insbesondere das kalt gepresste „extra vergine". Butter ist durchaus o. k., enthält neben gesättigten Fettsäuren (47 Prozent) auch einen hohen Anteil an lebensnotwendigen einfach- (48 Prozent) und mehrfach- (fünf Prozent) ungesättigten Fettsäuren. Speck am Fleisch oder am Schinken ist in der Zusammensetzung nicht ganz so gut wie Butter. Im Übermaß genossen machen tierische Fette allerdings tatsächlich dick. Trotzdem: „Sparen" Sie nicht! Alle Spardiäten sind Spaßverderber und führen zu schlechter Laune. Die werden dann über kurz oder lang nicht mehr eingehalten. Also, essen Sie ruhig ordentlich, nur halt ohne Kohlenhydrate – Sie müssen es ja nicht übertreiben. Ich wette, dass Sie sich am nächsten Morgen trotzdem fragen, wo der Hunger bleibt. Horchen Sie genau in sich hinein, grummelt da etwas? Nein? Sie können sich nun Frühstückseier zubereiten oder einfach mal aufs Frühstück verzichten. Mittags dann einen Salatsnack, aber bitte ohne Maiskörner, die sind zwar lecker, aber leider: Kohlenhydrate in Reinform. Dafür gerne Käsewürfel, Thunfisch oder

Schinken, ein leckeres Joghurt-Mayo-Dressing drüber, was Sie wollen – nur keine Kohlenhydrate.

Und wenn Sie das vier oder fünf Tage lang gemacht haben, kommt der Test: Naschen Sie Pralinen, Schokolade, Pudding oder Eis, was auch immer Ihnen verlockendes Süßes einfällt, und keine Mikroportion bitte. Und dann warten Sie, wie schnell Ihr Magen knurrt, Sie wieder ordentlich Hunger und richtig Lust auf etwas Süßes oder Nudeln haben. Jetzt wissen Sie auch warum. Hat nicht funktioniert? Lassen wir das mit dem Schmutz-Bewerfen. Schreiben Sie mir und ich überweise Ihnen gerne meinen Autorenhonoraranteil für genau Ihr Exemplar.

Abnehmen

Sie wollen abnehmen? Das funktioniert genauso. Allerdings können Sie Ihr Gewicht nicht reduzieren, solange Sie genauso viel Energie in Form von Fett und Eiweiß zuführen, wie Sie verbrauchen. In diesem Fall müssen Sie schon sehr diszipliniert sein und die Portionen auf die Hälfte verringern. Eine Erleichterung dabei ist, dass Sie keinen Hunger verspüren. Helfen kann auch, alles langsam und nur je einen halben Löffel oder eine halbe Gabel voll in den Mund zu befördern und dann gut und lange zu kauen. Und dann den Löffel, die Gabel wegzulegen, statt sie gleich wieder vollzuladen. Und abends Erdnüsschen zum TV? Besser sind Mandeln, die mit der braunen Haut, und die vorzugsweise einzeln genießen. Ich empfehle Ihnen, ein Dutzend vorab in ein kleines Schälchen zu geben und nicht aus der Tüte zu essen, die dann plötzlich leer ist. Noch gesünder sind Walnüsse, sie sind von der Ölzusammensetzung her die gesündesten Nüsse der Welt, und das Aufknacken hilft dabei, nicht allzu viele davon zu essen. Erdnüsse in der Schale sind auch besser als die fertig gesalzenen. Wirklich schlimm sind die mit einer würzigen Panade umhüllten Erdnüsse oder die karamellisierten Erdnüsse auf einem Keks, da können Sie gar nicht mehr zu essen aufhören, bis die Tüte leer ist, und wenn Sie dann auf die Kalorientabelle auf der Tüte schauen, wird Ihnen schlecht.

Wenn Sie streng mit sich sind, verzichten Sie auch auf Wein und Bier, und ein Kilo in der Woche ist leicht zu realisieren. Wenn Sie es langsamer angehen wollen, nehmen Sie sich ein Kilo pro Monat vor. Sie können sich nur schwer vorstellen, auf Nudeln zu verzichten? Da gibt es einen halbwegs brauchbaren Ersatz: Nudeln aus Konjak-Mehl. Die Konjak-Wurzel kommt aus Japan, ihr Mehl hat die erstaunliche Eigenschaft, zweihundertmal mehr Wasser speichern zu können, als sie selber wiegt. Rühren Sie einen halben Teelöffel Konjak-Mehl in ein Glas Wasser und eine Stunde später ist das Wasser zur Grütze erstarrt. Und das Beste: Konjak-Mehl hat praktisch keine Kalorien. Nudeln aus Konjak-Mehl finden Sie in Ihrem nächsten Asia-Supermarkt. Sie sind schon fertig, das heißt, in einem Beutel mit Wasser erhältlich, und müssen nur noch erwärmt werden. Sie schmecken nach absolut nichts, nehmen aber jeden beliebigen Geschmack gerne an. Ich habe einige Sorten ausprobiert, die meisten verströmen nach dem Aufschneiden und Abgießen ins Sieb leider einen unangenehmen Fischgeruch. Durch intensives Wässern verschwindet er wieder, einfacher ist es jedoch, gleich die Marke „Shirataki“ zu nehmen, die riecht fast überhaupt nicht. Ich würze die Nudeln mit etwas gekörnter Brühe oder Sojasauce und brate sie in Öl oder Butter kurz an, danach gebe ich normale Sauce Bolognese und Parmesan drauf und erhalte einen ganz brauchbaren Null-Kalorien- und Null-Kohlenhydrate-Nudel-Ersatz.

Der neue Trend beim Abnehmen ist das Intervallfasten. Es zielt darauf ab, jeden Tag eine Essenspause von mindestens 16 Stunden einzulegen. Dann, so die neuesten Erkenntnisse, schaltet der Körper bereits auf Fettverbrennung um, und auch andere günstige Effekte, die man beim Fasten beobachten konnte, setzen ein. Die Befürworter des Fastens haben schon immer behauptet, Fasten würde den Körper entschlacken. Die Skeptiker haben dagegengehalten, der Körper sei ein Dauerläufer, der betreibe ständig Schlackenabfuhr, dazu sei Fasten gar nicht notwendig. Es scheint, dass die Ersten recht hatten, auch wenn sie das früher nicht beweisen konnten. Tatsächlich entstehen im laufenden Betrieb unserer Zellen öfter mal Bruchstücke von Aminosäuren, also Eiweiß, mit denen die Zelle nichts mehr anfangen kann. Diese werden in einem Müllzentrum in der Mitte der Zelle gesammelt. Solange die Zelle weiterhin mit Treibstoff, also vor allem mit Zucker, versorgt wird, bleibt das auch so. Erst wenn die externe Energieversorgung gedrosselt wird oder gar – wie beim Fasten – ausbleibt und, im Gegenteil, die Zelle jetzt zur Energieversorgung beitragen soll, dann braucht sie Fett und Eiweiß und das Eiweiß entnimmt sie dann dem Müllhaufen. So sorgt Fasten tatsächlich für die Beseitigung von Zellmüll. Nach neuesten Erkenntnissen ist das beim Intervallfasten genauso. Wenn Sie es also schaffen, statt dreimal täglich zu essen, nur ein leckeres Abendessen zu sich zu nehmen, dann haben Sie beste Chancen, alle positiven Effekte des Fastens mitzunehmen – und abnehmen werden Sie damit ganz sicher.

120 Jahre alt werden dank kohlenhydratarmer Ernährung, geht das? Und wollen Sie das?

Wenn Sie abnehmen wollen, das haben Sie mittlerweile sicher verstanden, müssen Sie weniger Energie zu sich nehmen, als Sie verbrauchen. Egal ob Sie den Verbrauch durch Sport hochschrauben (das ist mühselig) oder die Zufuhr einschränken – das geht ohne nagenden Hunger, solange Sie auf Extra-Kohlenhydrate verzichten, Sie müssen nur weniger essen, als der Körper umsetzt. Das ist gar nicht so einfach, hat aber noch einen weiteren Effekt: Es könnte Ihr Leben zusätzlich verlängern. Zuerst hat man das an Hefe und Spulwürmern nachgewiesen, dann an Mäusen: Setzt man die auf eine Schmalspurdiät, bei der sie gerade so überleben, dann leben sie 50 Prozent länger. Beim Menschen müsste man die Kalorienmenge dann auf 1000–1200 Kalorien pro Tag einkürzen, die Mär, dass man davon nicht leben könne, ist zwar definitiv falsch, trotzdem würden diese Menschen eher frieren, wären vermutlich nicht sehr glücklich und mit der Fortpflanzung würde es dann auch hapern. Also 120 Jahre frierend, unglücklich und ohne Lust auf Sex, das erscheint mir doch nicht sehr erstrebenswert, dann lieber 75–80 fröhliche Jahre. Aber bitte gesund! Und deshalb: eher schlank. Das bedeutet dann: mit einem Mindestmaß an Kohlenhydraten, aber eben nur dem natürlichen Maß, vielleicht zehn Prozent der Tagesenergie, das sind nur 30–40 g

Kohlenhydrate, alles mit eingeschlossen, auch die in fast allen Lebensmitteln versteckten. Da bleibt für den zusätzlichen Schokoriegel nicht viel Platz.

Kalorienübersicht – Sie werden sich wundern

Sie vermissen genaue Rezeptanleitungen, am besten noch ein Tag-für-Tag-Rezeptbuch? Das würde genauso wenig funktionieren wie alle Diäten. Wer will schon jeden Tag eine genaue Einkaufsliste schreiben, nur damit abends das „Tofu-Mandelcreme-Surprise" auf dem Tisch steht. Sie schaffen das selbst! Sie müssen sich dazu nur eines merken: Der Hauptanteil Ihrer Nahrung sollte aus Eiweiß und gesunden Fetten bestehen. Kohlenhydrate sind in fast allem, was Sie verzehren, enthalten und deshalb sollten sie alle Extra-Kohlenhydrate meiden oder stark einschränken. Und mit „extra" sind nicht nur die Schokoriegel gemeint, sondern auch Brot, Nudeln, Mais etc. Im Restaurant gibt es oft vorweg ein Schälchen mit Kräuterquark oder Salzbutter und Baguette-Scheiben dazu? Ich mag dem nicht völlig widerstehen – ich breche einfach die leckere Kruste ab und esse nur diese. Statt Kartoffeln oder Reis in irgendeiner Form bestelle ich mir (mehr) Gemüse zum Hauptgericht und betone dabei, es mögen bitte weder Mais noch weiße Bohnen sein. Auch mehr Salat ist eine gute Alternative. Das hat bislang immer gut funktioniert.

Heutzutage finden sich auf fast allen Lebensmitteln die Angaben über enthaltene Kohlenhydrate, Fette und Eiweiß. Da sollte man öfters mal draufschauen, damit einem böse Überraschungen erspart bleiben. Frischkäse enthält zum Beispiel meistens 2,5 Prozent Zucker, 11 Prozent Eiweiß und 31 Prozent Fett, im Quark sind es bis zu 4 Prozent Zucker, 13,5 Prozent Eiweiß und fast kein Fett, nur 0,2 Prozent. 30-prozentige Schlagsahne besteht aus 3 Prozent Zucker, 3 Prozent Eiweiß und 30 Prozent Fett. Das Verhältnis von Eiweiß zu Zucker ist also im Frischkäse besser als im Quark, dafür hat der Quark meist weniger Fett, der Frischkäse dagegen sehr viel, wie auch die Schlagsahne, die überdies im Verhältnis Zucker zu Eiweiß nicht gut dasteht. Bei Joghurt sieht es ähnlich aus wie bei der Sahne, nur hat der Joghurt deutlich weniger Fett, nur 10 Prozent; wenn er entrahmt ist, sogar nur noch 0,1 Prozent. Sie sehen, Sie haben die Qual der Wahl, aber den Kohlenhydraten können Sie auf keinen Fall gänzlich entgehen. Das ist auch nicht schlimm, solange sie nicht zwanzig, dreißig oder fünfzig Prozent der Tagesenergie ausmachen. Eine wichtige Bemerkung am Rande: Der fehlende Rest zu hundert Prozent ist bei den oben genannten Lebensmitteln neben den Ballaststoffen vor allem Wasser.

Zum Vergleich: Ein gekochtes Ei hat 0,7 Prozent Kohlenhydrate, 11 Prozent Fett und 13 Prozent Eiweiß. Und nachdem sich die Cholesterin-Lüge in

Luft aufgelöst hat, wissen wir, dass man auch fünf Eier am Tag essen darf. Ich liebe besonders weich gekochte Eier mit einem Messerstich sehr kalter Butter im Eigelb. Aber auch das darf ich – denn wenn wir neben ausreichend Ballaststoffen fünf bis zehn Prozent Kohlenhydrate und ungefähr ausgeglichen Eiweiß und Fett, jeweils also 40–50 Prozent, zu uns nehmen, dann bekommt der Körper alles, was er braucht. Wenn man das Ei auf hundert Prozent hochrechnet, hat es 3 Prozent Kohlenhydrate, 44 Prozent Fett und 53 Prozent Eiweiß. Im Zweifel sollte man lieber mehr Fett als Eiweiß aufnehmen, 60:40 oder auch 2/3 zu 1/3 sind vollkommen in Ordnung, solange genügend gesundes Fett darunter ist. Unter keinen Umständen das Gemüse, vor allem Blattgemüse, vergessen! Es enthält wichtige und wertvolle Vitamine und Mineralstoffe und hat zudem wenig Kalorien. Blumenkohl nur gegart hat beispielsweise fast nichts von nichts: 1,6 Prozent Kohlenhydrate, 0,25 Prozent Fett und 2 Prozent Eiweiß – natürlich ohne Béchamelsauce, ohne die leckeren Brösel etc. Aber bei diesen Werten darf man gerne Reibkäse zum Gratinieren drüberstreuen, das ist mindestens so köstlich wie die kohlenhydratreichen Butterstreusel.

Und weil man es nicht glaubt, bevor man es liest, hier eine kleine Kalorienübersicht beliebter Nahrungsmittel, die Sie vielleicht überrascht, möglicherweise auch erschrecken wird:

- Früchtemüsli hat genauso viele Kalorien wie Gummibärchen (340 kcal pro 100 g).
- Eine Portion Currywurst mit Pommes frites hat rund 1000 kcal, das ist mehr als die Hälfte des Grundumsatzes eines jungen Erwachsenen.
- Bratwurst und Thunfisch weisen zwar die gleiche Energiemenge von 230 kcal pro 100 g auf, der Unterschied ist allerdings auffallend: Thunfisch ist fast fettfrei, in der Bratwurst stecken hingegen vor allem ungünstige, das heißt, Cholesterin steigernde tierische Fette.
- Eine Tüte Chips (175 g) hat circa 875 kcal und damit mehr, als eine komplette Mahlzeit haben sollte.
- Ein halber Liter Bier hat rund 200 kcal. Das klingt vielleicht nicht so viel, doch bei drei halben Litern ist das schon fast eine komplette Mahlzeit.
- In einem großen, gezuckerten Latte macchiato stecken 130 kcal.
- 100 g geröstete Erdnüsse haben rund 600 kcal, eine Portion Cordon bleu mit Kartoffelsalat hat weniger – 500 kcal.
- Mit einem Becher Schoko-Sahne-Pudding nimmt man rund 210 kcal zu sich.
- In einem Donut stecken mit 250 kcal mehr Kalorien als in einer Avocado. Die Avocado ist zwar ziemlich fetthaltig (sie hat über 23 g

Fett und 200 kcal pro 100 g), enthält aber viele gesunde mehrfach ungesättigte Fettsäuren.

Da wir schon beim Essen und Kochen sind, fällt mir ein: Sie mögen sämige Saucen? Zum Fleisch? Sie lieben Suppen? Am besten gebunden? Praktisch alle Köchinnen und Köche dicken ihre Saucen und Suppen mit Stärke ein, und egal, ob es sich dabei um Mehl, Kartoffelstärke oder Maisstärke handelt, es handelt sich bei allen um schnelle Kohlenhydrate. Schon bevor ich mich mit dem Thema „Low Carb“ beschäftigt habe, habe ich meine Saucen nicht mit Stärke eingedickt, sondern – ein spontaner Einfall – mit Frischkäse. Er lässt sich leicht unterrühren, macht sämig und man spart sich die Kohlenhydrate. Bei meiner Lieblingsgemüsecremesuppe (Tomaten, Paprika und Zucchini mit etwas Salzbutter mehrere Stunden bei 60 Grad garen lassen) nehme ich sogar Meerrettichfrischkäse, himmlisch, sage ich Ihnen.

Der Preis der zuckerreichen Ernährung

Sie fragen sich zu Recht, ob es nicht teurer ist, sich kohlenhydratarm zu ernähren. Denn Kohlenhydrate sind doch vor allem eines: billig. Zugegeben, das stimmt – leider –, selbst Schokolade ist vergleichsweise günstig. Also reden wir vom lieben Geld und diesbezüglich als Erstes von den Kosten des diabolischen Syndroms: Krankheiten kosten Geld. Ärzte und Medikamente, aber auch die Ausfallzeiten bei der Arbeit. All das muss die Gemeinschaft, müssen wir alle bezahlen. Dafür gibt es die Krankenkasse, eine der segensreichsten Erfindungen der Menschheit, denn sie verteilt die Spitzenkosten einzelner Krankheitsschicksale auf so viele Schultern, dass keiner daran zugrunde gehen muss. Dank der Krankenkassen wissen wir auch ziemlich genau, wie viele Kosten einzelne Krankheitsbilder verursachen.

Und jetzt schnallen Sie sich bitte an und atmen Sie tief durch: Die ersten drei Monate im Jahre fließt Ihr Krankenkassenbeitrag ausschließlich in die Kosten von genau einer einzigen Krankheit und ihrer Folgen: Diabetes II! Etwa ein Viertel der Gesundheitsausgaben wird in Deutschland für die Therapie von Diabetes II und seiner Folgeschäden ausgegeben. Darunter etwa 44.000 Schlaganfälle und 27.000 amputierte Beine. Diabetes II ist mindestens zu neunzig Prozent, aber vermutlich zu hundert Prozent die Folge von Übergewicht und falscher kohlenhydratreicher Ernährung. In Deutschland werden vier bis fünf Millionen Diabetes-mellitus-Kranke vermutet, das sind fünf bis sechs Prozent der Bevölkerung. Sie verursachen jedoch 25 Prozent der Gesundheitskosten, also das Fünffache dessen, was sie einzahlen. Und das vornehmlich, weil wir der Lobby der Foodkonzerne keinen Einhalt gebieten können oder wollen.

Da frage ich mich: Muss es wirklich so viel Mars, Nuts, Hanuta, Knoppers, Twix, Snickers, Mr. Tom, Daim, KitKat, Balisto, Bounty und Milky Way geben (um nur die bekanntesten zu nennen, die stellvertretend für alle gelten)? Könnten diese Produkte nicht teurer sein und die Steuer darauf in die Krankenkasse fließen? Genauso bei Chips, Flips und vielen Frühstückszerealien – die Superkombi: Stärke plus Zucker – und was es sonst noch Ungesundes gibt, zum Beispiel Fast Food?

Sie denken jetzt sofort an die Raucher, oder? Das zahlt doch auch die Krankenkasse, also müssen alle Nichtraucher die Krankheiten der Raucher mitbezahlen. Nein, das stimmt so nicht, erstaunlicherweise bezahlen die Raucher ihre Krankheit selbst. Das gilt nicht weltweit, aber zumindest in Deutschland: Rechnet man die Kosten (25 Milliarden) gegen die Tabaksteuer (12 Milliarden) plus die Einsparung bei den Renten (13 Milliarden, Raucher sterben früher), ergibt das unterm Strich eine schwarze Null. Auch wenn das Geld natürlich nicht direkt in die Krankenkassen fließt, aber das ist Jacke wie Hose: mehr Krankenkasse und weniger Rentenbeitrag (der vermindert sich ja durch die Raucher zugunsten der länger lebenden Nichtraucher) oder umgekehrt, das ist fast egal. Das Gleiche gilt für die Tabaksteuer, dafür gibt es dann eben etwas weniger Lohnsteuer, als wenn der Staat auf die Einnahmen aus der Tabaksteuer verzichten müsste. So ist das fast mit allen Steuern, rechte Tasche, linke Tasche, egal. Also: Raucher zahlen ihre Krankheit selbst.

Aber was ist mit den homöopathischen Medikamenten, den Tropfen, den Kügelchen, die zahle ich doch auch mit, werden andere nun einwenden. Ja, bei einigen Krankenkassen ist das so. Und ja, in den meisten Zubereitungen, ganz sicher aber ab D20 ist in 999 von 1000 Fläschchen kein einziges Wirkstoffmolekül mehr vorhanden, nur Wasser. Und noch einmal ja, es gibt keinen naturwissenschaftlichen Beweis dafür, dass das Schütteln beim Verdünnen irgendeine Eigenschaft des Wirkstoffs auf das pure Wasser übertragen könnte. Das ist alles richtig. Aber es gilt auch: Wer heilt, hat recht. Und es gibt unzählige Berichte von Verbesserungen und Heilungen. Ob das nun alles dem Placeboeffekt zugeschrieben werden kann, also ob die Überzeugung, man habe eine wirkungsvolle Arznei genommen, ausreicht, dass die Wirkung auch eintritt, obwohl man nur Wasser oder Zuckerkügelchen bekommen hat, sei dahingestellt. Auf jeden Fall: Selbst ich, der ich mich für einen ungläubigen Thomas halte, für einen superkritischen Geist, bin einmal darauf „reingefallen". Lange her, aber ich habe es nicht vergessen. Ich war zu lange in der Kneipe gewesen, hatte viel zu viele Zigaretten geraucht, und der Magenbitter zum guten Schluss hatte dem Kater am nächsten Morgen Tür und Tor geöffnet: brüllende Kopfschmerzen beim Aufwachen. Ich war ins Bad gewankt und wie immer hatte ich zwei Aspirin zur Selbstauflösung im Zahnputzbecher mit Wasser versenkt. Danach war ich in die Küche gegangen, um die Kaffeemaschine anzuwerfen. Ich hatte den Tisch gedeckt, Aufschnitt und Butter aus dem Kühlschrank geholt, den Kaffee eingeschenkt, was man halt so macht. Und dann auch gleich gefrühstückt. Toll, wie das Aspirin wirkte, keine zwanzig Minuten waren vorbei und schon war der Kopf wieder frei und klar und die Schmerzen waren weg. Na, dann zurück ins Bad und unter die Dusche. Dort stand zu meiner Verblüffung der Zahnputzbecher und darin schwammen milchig trüb die Reste der zwei Aspirin ... ich hatte schlicht vergessen, das Zeug auch zu trinken.

Also, egal ob es nun eine von uns nur noch nicht verstandene echte Wirkung homöopathischer Heilmittel ist oder der Placeboeffekt oder gar der immer wieder erwähnte viel bessere Zuspruch des homöopathischen Arztes: Wer heilt, hat recht – und etwa ein Viertel aller Deutschen glaubt daran. Die Diskussion wird aber nahezu lächerlich, wenn man überdies weiß, dass nur 0,06 Prozent unserer Krankenkassenkosten dafür aufgewendet werden und nicht 25 Prozent wie bei den Diabetes-II-Kranken. Das ist nämlich das mehr als 400-Fache. Bevor wir also teure Studien zur Un- oder Wirksamkeit der Homöopathie in Auftrag geben, wäre es mit Sicherheit wirkungsvoller, auf die schnellen Kohlenhydrate eine Steuer zu erheben, ganz besonders, wenn sie fertig verarbeitet und mit Fett kombiniert sind (Schokoriegel, Chips) – denn gegen diese Kombination sind wir fast wehrlos. Versuchen Sie mal einen Esslöffel voll Zucker runterzuwürgen, das ist kaum möglich, und den zweiten werden Sie verweigern. Wie wär es mit einem Esslöffel voll Butter? Mischen Sie aber beides, am besten noch mit etwas Eigelb (Sie erinnern sich an Mutters Rührteig?), und Sie können das auf einmal wegessen, es schmeckt sogar nach mehr. Leider! Außer in der Muttermilch gibt es diese Kombination in der freien Natur nicht. Klingelt da was?

Nun zurück zu den Kosten: Diabetes II, verursacht durch zu viel Zucker, zu viele andere Kohlenhydrate und durch Übergewicht, ist die teuerste Krankheit in unserem System und sie wird von Jahr zu Jahr teurer. Was könnte man also dagegen tun? Nehmen wir an, Diabetes-II-Kranke (nicht die Diabetes-Einser, die können nichts dafür) müssten ihr Insulin selbst bezahlen. Alternative: Sie verzichten auf den nächsten Mallorca-Urlaub, checken in eine Kurklinik ein und werden drei Wochen lang streng kohlenhydratarm ernährt. Dabei lernen sie alles über Low Carb und sogar viele Kochrezepte kennen. Und wer danach noch immer schlechte Blutwerte hat, gilt als krank und bekommt seine Medikamente bezahlt. Wer, wie mein bereits erwähnter Freund C., nach drei Wochen kein Insulin mehr braucht, gilt als geheilt und muss sein Insulin in Zukunft selbst bezahlen, falls er durch ungesunde Lebensweise doch wieder welches brauchen würde.

Das große Problem dabei: Die Hardcore-Süchtigen würden sich natürlich im Kurcafé die Sahnetorten reinhauen ... Na ja, war nur so eine Idee, um Ihnen klarzumachen, worum es geht. An anderen Stellen machen wir es nämlich gleich: Um etwa Auto fahren zu dürfen, müssen wir erst einmal einen Führerschein machen, und wenn wir dann zu schnell fahren, gibt es Punkte und das kostet Geld. Fürs Einkaufen und Essen bräuchte man heutzutage eigentlich auch einen „Führerschein", weil uns zum ersten Mal seit den Zeiten im Paradies viel mehr Nahrung zur Verfügung steht, als wir brauchen (wie gesagt: uns in der Ersten Welt!), und weil uns diese übermäßige Nahrungsaufnahme genauso umbringt wie zu schnelles Fahren.

Aber unsere Gesellschaft hinkt in solchen Fällen häufig Jahrzehnte hinter wichtigen Erkenntnissen hinterher und deshalb ist das Einzige, was Sie tun können: zähneknirschend die ersten drei Monate Krankenkassenbeitrag für die anderen mitbezahlen und selbst alles daransetzen, dass Sie nicht morgen bereits dazugehören. Denn eines ist sicher: Ein lustiges Leben ist das nicht. Mit Diabetes mellitus sind Sie dauerkrank und überdies drohen Herzinfarkt und Schlaganfall. Die Folgen gehen meistens mit mehrjährigen, gravierenden Einschränkungen gegenüber dem vorherigen Leben einher. Das ist wahrlich kein Spaß. Mein oben erwähnter Freund C. ist – wie ich gerade erfahren habe – daran gestorben, zuerst Schlaganfall mit 58, danach lebte er noch dreieinhalb Jahre, ohne dass er wusste, wer er war oder wo er zu Hause war ... Das ist richtig traurig.

Ein Wort noch zu den schlanken Diabetes-II-Kranken: Es gibt sie wirklich. Es sollen sogar zwischen zehn und zwanzig Prozent sein. Sie haben einen BMI unter 25, sehen recht schlank aus und leiden trotzdem an Diabetes, aber nicht an Typ I, bei dem die Bauchspeicheldrüse nicht mehr funktioniert, sondern eben an Typ II, obwohl sie nicht dick zu sein scheinen. Wie kann das sein? Nun, eine genaue Antwort steht noch aus, allerdings haben sie trotzdem zu viel Körperfett, jedenfalls mehr, als sie bei ihrer Figur haben dürften. Dieses Fett ist allerdings gut versteckt: zwischen den Innereien im Bauchraum. Es ummantelt die inneren Organe, statt sich wie bei anderen Menschen in den Oberschenkeln und auf den Hüften abzulagern. Bekanntestes Beispiel dafür ist eine sehr bekannte Hollywood-Schauspielerin mit endlos langen, gertenschlanken Beinen. Sie wurde fälschlicherweise erst auf Diabetes I diagnostiziert, hat aber Typ II. Es mag sich um eine Stoffwechselstörung handeln, aber es könnten genauso gut falsche Ernährungsgewohnheiten, also vor allem viel zu viel schnelle Kohlenhydrate, dahinterstecken, mit denen der Körper eben nicht dauerhaft klarkommt, die er wegbunkert, jedoch nicht an den üblichen Stellen, sondern gut versteckt, wo sie kaum auffallen – dort wo man normalerweise eine Taille vermutet, wo vielleicht auch eine wäre, wenn nicht ... Das sogenannte viszerale Fett – das ist jenes Fett, das sich in dicken Schichten um die inneren Organe legt – gilt als besonders bösartig und besonders hartnäckig. Es wäre zu prüfen, ob auch hier durch eine kohlenhydratarme Ernährung Abhilfe geschaffen werden kann.

Zucker und Krebs

Wer vor Krebs keine Angst hat, nicht wenigstens ab und zu, der soll die Hand heben! Wenn ich Krebs hätte, dann würde ich vermutlich nach so ziemlich jedem Strohhalm greifen, der sich mir bietet. Sie nicht? Und Sie kennen bestimmt jemanden, der dann zum Wunderheiler gelaufen ist, bittere Aprikosenkerne oder Mistelextrakt zu sich genommen, eine teure Hyperthermie-Behandlung bezahlt hat und was weiß ich noch alles. Ein Wundermittel ist bis heute nicht bekannt. Erstaunlich, denn sogar für das früher absolut tödliche HI-Virus gibt es inzwischen Medikamente, mit deren Hilfe man offenbar sehr alt werden kann ...

Krebs ist die zweithäufigste Todesursache, mehr als jeder Dritte von uns erkrankt irgendwann einmal daran. Aus diesem Grund lese ich alles, was populärwissenschaftlich über Krebs veröffentlicht wird, sei es über Immuntherapie oder über den Zusammenhang mit Kohlenhydratzufuhr. Ja tatsächlich, den gibt es, denn Krebszellen können nur Zucker verbrennen, sie können sich nicht wie zum Beispiel Muskelzellen von Triglyceriden, also Fett, ernähren. Die erste Maßnahme bei mir wäre also: radikal auf Zucker zu verzichten, deutlich radikaler als derzeit.

Aber jeder muss selber wissen, was er tut, verlassen Sie sich nur nicht darauf, dass bereits der erste Arzt das für Sie Richtige weiß, das gilt übrigens immer und überall. Warum sollte ein Arzt auf seinem Fachgebiet nicht alles wissen, was Sie als Laie vielleicht mal im SPIEGEL, FOCUS, STERN, der ZEIT, FAZ oder der NZZ unter „Wissenschaft" gelesen haben? Weil er so viel Zeit nicht hat, wie seine Patienten alle zusammen, von denen einer den SPIEGEL, der andere den STERN, der dritte die NZZ liest. Verlassen Sie sich also nicht drauf, dass er von den neuesten Entdeckungen schon gehört hat.

Zwei Dinge sind durch die Wissenschaftsspalten gegangen, die ich ausprobieren würde, wenn ich die Diagnose bekäme. Das Erste ist ziemlich frappierend: Zur Schmerzbekämpfung wurde eigentlich dem Tode geweihten Glioblastom-Patienten (das ist ein verdammt schlimmer Gehirntumor) Methadon gegeben. Ja genau, Methadon, der Heroin-Ersatzstoff. Allerdings in einer total harmlosen Dosis, ein Zehntel dessen, was bei einer Heroinersatztherapie eingesetzt wird. Und völlig unerwartet hat sich der Tumor bei mehr als der Hälfte der Patienten zurückgebildet, er ist verschwunden, und diese Patienten haben überlebt und zudem berichtet, dass die Nebenwirkungen der Chemo, vor allem die Übelkeit, viel besser zu ertragen waren. Der Wirkmechanismus ist zum Teil geklärt, es scheint, als schlösse das Methadon die Krebszellen auf, sodass die Zytostatika, also die bei der Chemotherapie verabreichten Krebszellgifte, viel leichter in die Tumorzellen eindringen und diese vernichten konnten. Übrigens auch bei Leukämie und vor allem bei Patienten, die auf die Chemo vorher schlecht oder gar nicht angesprochen hatten. Googeln Sie einfach „Ulm Methadon Krebs“ und lesen Sie alles, sowohl Pro als auch Kontra.

Denn ja, Kontra gibt es auch: Die Fallzahlen seien nicht hoch genug, um eine Wirksamkeit zu belegen, wird in Fachpublikationen geraunt, aber mal ehrlich: Wer würde denn eine sogenannte kontrollierte Studie verantworten, bei der dem Todgeweihten entweder das Hilfsmittel gegeben wird oder aber nicht, damit man dann feststellen darf, dass diejenigen, denen man es verweigert hat, leider zuhauf gestorben sind? Zumal wenn dieser Hilfsstoff praktisch risikofrei gegeben werden kann, man also nicht ein Sterberisiko gegen ein anderes tauscht?

Wie ich das machen würde? Der Arzt, der mir die Chemotherapie verschreibt, muss mir gleichzeitig gegen die Schmerzen und die Übelkeit auch das Methadon verschreiben, und wenn er das nicht will, dann gehe ich eben nach Ulm. Denn bei dieser Dosierung entsteht doch kein Schaden, also ist es absolut zynisch, das nicht wenigstens zu probieren. Das ist genauso blöde, wie Menschen über 65 den Rauschmittelgenuss zu verbieten. Sollen sie doch koksen, Gras rauchen oder was auch immer, sie haben doch ihr Lebenswerk schon verrichtet, brav in alle Steuer-

und Rentenkassen eingezahlt, was zur Hölle erlauben sich Politik und Richter?

Das Zweite ist ein uraltes Medikament, das Syrosingopin (ein Abkömmling des früheren Blutdrucksenkers Reserpin), das, kombiniert mit dem Diabetes-II Blutzuckersenker Metformin, den Krebs frisst. Funktionieren soll das folgendermaßen: Das Metformin blockiert die Atmungskette in den Mitochondrien, in denen die Krebszellen Glukose verbrennen, um die große Menge an Energie zu gewinnen, die sie zur ständigen Teilung brauchen. Das reicht zwar nicht aus, macht sich aber immerhin doch bemerkbar, sodass Diabetes-II-Kranke, die mit Metformin behandelt werden, ein statistisch geringeres Risiko haben, an Krebs zu sterben – was irgendwann mal irgendwem aufgefallen ist. Und dann hat man sich gefragt, was da passiert und warum und wieso. Die Krebszelle hat – leider – auch noch einen zweiten Weg der Energiegewinnung, den anaeroben Abbau von Glukose, also praktisch eine Verbrennung ohne Sauerstoff. Und genau dieser Weg wird nun vom Syrosingopin verstellt. Im Labor sind die Krebszellen von Leukämiepatienten in der Petrischale dann auch gleich alle abgestorben. An groß angelegten Studien wird angeblich gearbeitet, zu finden ist da im Internet – nichts.

Für beide Fälle gilt: Methadon, Metformin und Syrosingopin sind vergleichsweise spottbillig und nebenwirkungsarm noch dazu – zumindest in den eingesetzten Dosierungen. Am besten, Sie ziehen Ihre eigenen Schlüsse daraus, und denken Sie daran, wie die Foodindustrie es immer wieder schafft, eine gesundheitsförderliche Gesetzesregelung durch heftigen Lobbyismus zu unterlaufen. Denken Sie an die Zigarettenindustrie, gegen die noch nicht mal ein echtes Werbeverbot durchsetzbar ist, und daran, dass man für „kontrollierte Studien" so viel Geld benötigt, dass praktisch nur die Pharmaindustrie selbst infrage kommt, um sie zu finanzieren. Das ist keine Verschwörung, wirklich nicht, nur Egoismus all derer, die daran verdienen, wenn und je länger wir krank sind.

Ich will nicht den Eindruck erwecken, dass Krebs schon heute oder morgen heilbar sei. Aber ich würde, nein, ich werde diese oben genannten Strohhalme ergreifen, wenn es mich erwischt. Genauso wie ich mich vor einem möglichen Leben mit Diabetes II und Bluthochdruck zu bewahren versuche, indem ich alles gelesen und meine eigenen Schlüsse gezogen habe. Tun Sie das bitte auch, wenn es Sie erwischt. Und gehen Sie verdammt noch mal zur Darmkrebsvorsorgeuntersuchung, wenn Sie älter als 45 sind. Unbedingt!

Zucker – tödliche Versuchung

Ich will Ihnen keine Angst machen, aber es wäre schon sinnvoll, zu wissen, wie sich die Risiken so verteilen, ganz anders nämlich, als wir uns das aus der Presse und den Nachrichten gefühlt erschließen: Also, wie und woran sterben wir hauptsächlich?

Nein, nicht in dem Bus, der in den Anden den Abhang runterstürzt oder durch einen Hai beim Surfen, das ist so unwahrscheinlich, da können Sie auch Lotto spielen. Aber es macht ganz große Schlagzeilen in der Presse. Wir werden auch nicht auf der Straße erschossen und sehr selten vom Blitz erschlagen, aber auch das macht Riesenwellen in den Nachrichten. Die täglichen Risiken sind jedoch viel banaler, wie zum Beispiel ein Zeckenbiss und die Gefahr einer darauf folgenden Gehirnhautentzündung. Also mal andersrum gefragt: Wie viele Menschen sterben denn überhaupt täglich in Deutschland? Und woran?

Wenn Sie wollen, können Sie das auch sehr leicht selbst abschätzen: Wir haben etwa achtzig Millionen Einwohner und wir werden durchschnittlich circa achtzig Jahre alt. Wenn wir in jeder Altersstufe gleichmäßig viele Menschen hätten, dann wären das jeweils zum Beispiel eine Million 5-jährige Kinder, eine Million 27-jährige junge Erwachsene und eine Million 73-jährige Senioren. Und wenn genau mit achtzig Schluss wäre, was es durchschnittlich ja ist, dann müssen jedes Jahr eine Million Babys geboren werden und eine Million alte Menschen sterben. Das stimmt zwar so nicht ganz, weil es geburtenstarke Jahrgänge gab, weil auch nicht jeder achtzig wird, dafür aber auch viele über achtzig, heute nicht mehr so viele Kinder gezeugt werden etc. pp. Trotzdem ist die Schätzung von einer Million pro Jahr ziemlich nah dran, es sind derzeit 925.000 (bei leider nur weniger als 700.000 Geburten). 925.000 durch 365, das macht über 2500 Menschen pro Tag. 2500! In vier Tagen eine ganze Kleinstadt! Das hätten Sie nicht gedacht, oder?

Durch Verkehrsunfälle sind es etwas über 3000 *pro Jahr*, umgerechnet acht pro Tag – 8 von 2500! Und wir tun wirklich alles, dass diese Zahl noch verringert wird. Aber wenn wir uns in diesem Bereich schon so viel Mühe geben, dann müssten wir an anderen Stellen noch viel genauer hingucken: bei Leitern und Treppen zum Beispiel. Durch Stürze sterben vier- bis fünfmal mehr Menschen im Jahr als bei Verkehrsunfällen, circa 15.000, also dreißig bis vierzig Menschen jeden Tag! Ein ganzer Reisebus voll! JEDEN TAG! Lesen Sie das in der Zeitung? Nein, das sind keine Neuigkeiten. Und da sind wir schon bei den häufigsten „unnatürlichen" Todesursachen angelangt, alles andere, was Sie und mich ängstigt und uns mental beschäftigt, das große Unwetter, die Mafia-Schießerei in der Fußgängerzone, der Rockerkrieg im Industriegebiet, der Doppelmord im Wohngebiet, der neueste Terroranschlag, all das, was teilweise tagelang die Schlagzeilen und Nachrichten beherrscht, worüber wir mit Livetickern auf dem Laufenden gehalten werden und das uns nicht schlafen lässt: So schrecklich und erschreckend das alles ist, Sie können das getrost ausblenden, solange Sie auf Leitern steigen, freihändig die Treppen hinunterlaufen beziehungsweise am Straßenverkehr teilnehmen, denn zusammengenommen ist das Risiko, daran zu sterben, über 10.000-mal größer als an irgendeinem der erwähnten Schlagzeilenmacher.

Die häufigste Todesursache sind Herz-Kreislauf-Krankheiten, Herzinfarkt und Schlaganfall mit fast 1200 Fällen pro Tag, dreißigmal mehr als Stürze, 150-mal mehr als im Verkehr. Danach folgt Krebs mit über 300.000 Todesfällen pro Jahr, 1000 jeden Tag. Der Vergleich hinkt etwas, denn diese beiden Fälle treffen naturgemäß viel öfter ältere Menschen. Aber das gilt für die Stürze zum Beispiel auch. Trotzdem: Auf diese beiden Hauptrisiken, sich das Leben zu verkürzen, haben Sie selbst entscheidenden Einfluss, auch wenn eine der beiden Ursachen mit größter Wahrscheinlichkeit auf Ihrem Todesschein stehen wird. Die Frage ist nur: Sind Sie nach einem langen und hoffentlich gesunden Leben friedlich eingeschlafen oder haben Sie vorzeitig Ihre Lieben verlassen müssen? Denn für beide Haupttodesursachen gilt: Sie selbst können es beeinflussen, zumindest was den Zeitpunkt betrifft. Indem Sie schlank bleiben, sich in Maßen bewegen und sich halbwegs gesund ernähren.

Zucker dürfte das schädlichste *einzelne* Nahrungsmittel sein, da können Sie getrost die angeblich ach so giftigen Acrylamide vergessen, die in den Spekulatius und den Chips lauern, genauso wie das Glyphosat im Bier, die Abgase aus dem nahen Kohlekraftwerk; das alles sind, verglichen mit unserem Zuckerkonsum, nur Peanuts, winzigste Peanuts sogar, die für nicht mal einen zusätzlichen Todesfall am Tag stehen dürften, wohlgemerkt: alle diese Aufreger zusammen und im ganzen Land. Von 2500 einer!

Auch wenn Sie es nicht ganz glauben wollen: Die Zahlen lügen nicht. Zucker macht uns hungrig, Zucker macht uns dick, Zucker macht süchtig, Zucker fördert den Krebs und befördert Herzinfarkte und Schlaganfälle und stiehlt uns damit gesunde Lebenszeit, mehr als alles andere. Mehr als das Rauchen und der Alkohol, was ganz sicher die zweitgiftigsten Methoden sein dürften, uns das Leben zu verkürzen. Und man muss ja nicht gleich dran sterben, der überlebte Herzinfarkt, der Schlaganfall, *das wollen Sie doch nicht?* Ich wette, Sie können mir sofort einige Fälle aus Ihrem Bekanntenkreis aufzählen, und ich wette, mit keinem von denen würden Sie tauschen wollen. Aber Sie kann das ja nicht treffen, oder?

Wenn wir uns alle ganz gesund ernähren würden, also wenn überhaupt, dann nur mit langsamen „Vollkorn"-Kohlenhydraten, nur mit gutem Pflanzenöl und mit viel Salat und Gemüse; wenn wir auf rotes Fleisch, den Alkohol und das Rauchen völlig verzichten und, auch im Winter, jeden Tag einen 10-Kilometer-Fußmarsch hinlegen würden, dann, ja dann ... Leben Sie so? Ich nicht.

Und ich will es auch nicht, das ist mir zu anstrengend. Ich mag genießen, aber ich sehe ein, dass ich ein bisschen was tun muss, um den leider nicht so gesunden, aber bequemen und genussreichen Lebensstil zu konterkarieren. Also Treppen steigen statt Aufzug. Öfter mal zu Fuß gehen, mal längere Spaziergänge, nur ganz wenige Schokoriegel, auch mal eine Alkoholpause, wenig Reis, Nudeln nur ganz selten als Feiertagsmahl etc. – eigentlich Kleinigkeiten, wenn Ihnen Ihre Gesundheit lieb ist. Vor allem aber: Mit einer insgesamt kohlenhydratarmen, aber eiweißreichen Ernährung unser *Normalgewicht* halten, *schummeln verboten!* Alles über BMI 25: *Nicht gut.* Alles über BMI 30: Der Diabetes II wird Sie einholen. Alles über BMI 35 wird Sie umbringen, und zwar viele Jahre zu früh. Und diese Jahre vorher waren Sie nicht munter und lustig, sondern krank. Es war der *Zucker*, der Sie krank gemacht hat, aber für diese Erkenntnis gibt Ihnen niemand etwas, wenn es mal so weit ist.

Also: Fassen Sie sich ein Herz und probieren Sie es aus. Kaufen Sie sich eine moderne Waage und steigen Sie jeden Morgen drauf. Ja, es ist nicht ganz leicht, der *tödlichen Versuchung* zu entgehen. Wenn Ihr Partner gerade eine schmatzige Nougatcremetorte verschlingt und Sie sich das versagen – dann gönnen Sie sich wenigstens etwas leckeres Salziges, ein Stück Forelle mit Sahnemeerrettich, ein Stück Käse, ein paar Mandeln dazu, werden Sie kreativ! Und wenn Sie Ihr Normalgewicht erreicht haben, den BMI 25 unterschritten haben, dann dürfen Sie sich auch ab und zu was Süßes oder die Spaghetti „bolo“ gönnen. Ab und zu heißt dann aber nicht jeden Tag, o. k.?

Sie werden es schaffen, wenn Sie nur wollen!

Danksagung

Es gehört einfach dazu, dass man sich bedankt, und ich will das tun bei den vielen, die mir mittel-, aber auch unmittelbar ermöglicht haben, diesen Text verfassen zu können: Da wären erst mal die beiden ausdrücklich genannten Autoren Gary Taubes und Michel Montignac. Aber auch die unzähligen Forscher, die sich mit dem Thema beschäftigt, und die Journalisten, die darüber in den Zeitschriften und auch online berichtet haben, die Blogger, die Wissenswertes gut lesbar ergänzt und kommentiert haben. Und mein Freund C., der das Live-Experiment für mich durchgeführt hat. Zu traurig, dass er es nicht durchgehalten hat, vielleicht könnte er noch leben, nein, ich bin mir ganz sicher. Wenn er das hätte lesen dürfen, würde er grinsen und sagen: „Und jetzt aber mal wieder einen Teller Spaghetti Rot-Weiß, also mit Ketchup und Mayo, so wie damals, das gönnen wir uns jetzt."

Bedanken muss ich mich auch bei meinem Verleger Bernhard Borovansky, der das Manuskript – nach mehrfacher Nachfrage – irgendwann doch gelesen hat. Und der mich dann gleich frühmorgens aus dem Bett geklingelt hat, weil er das Buch machen wolle. Den Euphoriesturm, den das ausgelöst hat, werde ich lange nicht vergessen.

Und natürlich bei meiner geduldigen Lektorin Anita Luttenberger, die den wilden Text gebändigt, unzählige Abschnitte neu sortiert und sinnvoll verschoben und die manchmal allzu zackenreiche Sprache etwas geglättet hat.

Namentlich erwähnen will ich die Autorin Sibylle Mulot, die mir erlaubt hat, ihre Mail zu publizieren, und Christian Klippel, ebenfalls Autor. Beide haben als Erstleser meinen Text kritisch beäugt und für unbedingt veröffentlichungswürdig befunden, ein Lob, über das ich mich besonders gefreut habe, denn ich würde gerne so humorvoll schreiben können wie eine Sibylle Mulot oder ein Christian Klippel. So ist es halt nur meine Schreibe. Ich hoffe, es hat Ihnen etwas Spaß gemacht beim Lesen und vielleicht ein paar neue Erkenntnisse gebracht.

Ihr Lorenz Borsche